急変対応の授業

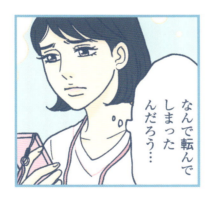

坂本 壮

照林社

"それは、本当に、急変ですか?"

♪ "これは悪夢か"

　"正夢になる、お前が招いたんだ"

　　──『悪夢』ミュージカル「エリザベート」

"急変"と聞いて、あなたは何を思い浮かべるでしょうか？

ショック、SpO₂ の急激な低下、重度の意識障害、

あるいは心停止（cardiopulmonary arrest：CPA）。

病棟で急変のアラームが鳴り響くと、

瞬く間にスタッフが駆けつけ、中心部では何かが起きている

──しかし、外側からはそれが何かは見えず、ただ混乱の渦が広がっている。

そんな場面に遭遇したことはありませんか？

そして、どこか他人事のように感じてしまったことは？

「大変そうね……」「どうにかならなかったのかしら……」

そう思ったことがあるかもしれません。

けれども、一方で "もし自分が第一発見者だったら？"

という不安もよぎるのではないでしょうか。

それもそのはず。**医師よりも看護師のほうが患者さんと接する時間は圧倒的に長く、**

急変の第一発見者となる機会も多いのです。

日中の病棟を守っているのは、あなたたち看護師なのですから。

本書は、"急変に遭遇したらこう動け"と手順を押しつけるものではありません。

むしろ、**"慌てることなく、患者が発する危険なサインをいかに事前に察知し、**

適切にアセスメントできるか" に重点を置いています。

かつての私も、重症患者に対し、あれこれと処置を施して
救命することに達成感を覚えていました。
しかし、経験を重ねるうちに、
それ以前の"適切なタイミングで適切な介入を行うこと"のほうが
はるかに重要であると痛感するようになりました。
今では、大きな波を立てることなく、さざ波のように穏やかに対応し、
混乱を最小限に抑えることをめざしています。

急変は、ときに悪夢のように現れます。
そして、それが"正夢"となるのではないかと、不安に陥ることもあるでしょう。

冒頭で引用した言葉は、私の愛してやまないミュージカル「エリザベート」の二幕後半、
『悪夢』の一節です。みなさんも、トート（黄泉の帝王）から
「お前が招いたんだ」などと言われないように
——本書を通して、日々の観察ポイントを整理してみてください。

この内容をしっかり理解しておけば、たとえミュージカル観劇中に何が起こっても、
落ち着いて対応できるはずですから。

2025年2月
帝国劇場の終焉を惜しみつつも、
その先に広がる新たなミュージカルの期待を胸に。

坂本 壮

CONTENTS

第 1 回 それは、本当に、"急変"ですか？ 急変対応総論 8

"急変"って何だろう？ 10

"急変"を起こさせないためにはどうする？ 12

急変対応で大切なこと1　患者さんの把握：5Pをチェック 13

急変対応で大切なこと2　急変のサインを知り、評価すべきポイントを理解する 16

急変対応で大切なこと3　チームビルディング：集団からチームへ 17

コラム Hi-Phy-Viをきわめよう 18

第 2 回 バイタルサインの実践的解釈① 20

RRSの限界 22

"急変"の前に認めるバイタルサインの変化とは 23

バイタルサインのみるべき4つのポイント 24

バイタルサインのみるべきポイント1　呼吸数を意識せよ：
呼吸数は最も重要なバイタルサイン！ 24

バイタルサインのみるべきポイント2　軽度の意識障害を見逃すな：
呼吸数と意識は超大切！ 27

バイタルサインのみるべきポイント3　普段との比較を意識せよ：
デルタ値が大事！ 28

コラム 急変を経験したら 23

第 3 回 バイタルサインの実践的解釈② 32

バイタルサインのみるべきポイント4　総合的な判断を：
バイタルサインを統合し病態を推測せよ！ ①体温×脈拍数（心拍数） 35

バイタルサインのみるべきポイント4　総合的な判断を：
バイタルサインを統合し病態を推測せよ！ ②血圧×脈拍数（心拍数） 36

バイタルサインのみるべきポイント4　総合的な判断を：
バイタルサインを統合し病態を推測せよ！ ③意識×血圧 38

コラム 冷汗をみたら 40

第 4 回 院内心停止の対応：早期に認識し適切な介入を！ 42

院内心停止の現状 44

院外心停止の予後を規定するものは何？ 45

院内心停止の予後を規定するものは何？ 46

院内心停止の予後規定因子1　院内心停止のリスクの見積り 46

院内心停止の予後規定因子2　心停止の早期認識 47

院内心停止の予後規定因子3　心停止への適切な介入 52

コラム 頸動脈＋大腿動脈のススメ 51

第 5 回 アナフィラキシー：迅速に判断し、アドレナリンの投与を適切に！ ⋯⋯ 56

アナフィラキシーの定義 ⋯⋯⋯⋯⋯⋯⋯⋯⋯⋯⋯⋯⋯ 59

アナフィラキシーの実態 ⋯⋯⋯⋯⋯⋯⋯⋯⋯⋯⋯⋯⋯ 59

アナフィラキシーの症状 ⋯⋯⋯⋯⋯⋯⋯⋯⋯⋯⋯⋯⋯ 60

アナフィラキシーの診断基準 ⋯⋯⋯⋯⋯⋯⋯⋯⋯⋯⋯ 60

アドレナリンの適切な投与方法 ⋯⋯⋯⋯⋯⋯⋯⋯⋯⋯ 62

アナフィラキシーを疑ったら ⋯⋯⋯⋯⋯⋯⋯⋯⋯⋯⋯ 64

コラム Itchy・Wheezy・Dizzy・Queasy ⋯⋯⋯⋯⋯⋯ 62

第 6 回 SpO_2低下："$SpO_2$100%"は100点ではなく赤点だ！ ⋯⋯ 68

SpO_2ってどうやって測定しているの？ ⋯⋯⋯⋯⋯⋯ 71

SpO_2とPaO_2 ⋯⋯⋯⋯⋯⋯⋯⋯⋯⋯⋯⋯⋯⋯⋯⋯⋯ 72

SpO_2の目標値は？ ⋯⋯⋯⋯⋯⋯⋯⋯⋯⋯⋯⋯⋯⋯ 74

酸素投与方法と投与量 ⋯⋯⋯⋯⋯⋯⋯⋯⋯⋯⋯⋯⋯ 76

SpO_2低下の原因は？ ⋯⋯⋯⋯⋯⋯⋯⋯⋯⋯⋯⋯⋯ 78

院内におけるSpO_2低下の原因：5Pをチェック ⋯⋯⋯ 78

姿勢を意識してみよう ⋯⋯⋯⋯⋯⋯⋯⋯⋯⋯⋯⋯⋯ 81

SpO_2低下、その前に⋯ ⋯⋯⋯⋯⋯⋯⋯⋯⋯⋯⋯⋯ 82

SpO_2低下に出会ったら ⋯⋯⋯⋯⋯⋯⋯⋯⋯⋯⋯⋯ 83

コラム 超高齢者でも施行可能なハイムリック法 ⋯⋯⋯ 85

第 7 回 血圧低下：血圧が下がってからでは遅すぎる！ ⋯⋯ 86

血圧ってどうやって測定しているの？ ⋯⋯⋯⋯⋯⋯⋯ 88

ショックの定義 ⋯⋯⋯⋯⋯⋯⋯⋯⋯⋯⋯⋯⋯⋯⋯⋯ 90

ショックの際に認める所見は？ ⋯⋯⋯⋯⋯⋯⋯⋯⋯⋯ 91

ショックを見抜く瞬時に判断できる2つの項目 ⋯⋯⋯ 92

ショックの際のバイタルサインは？ ⋯⋯⋯⋯⋯⋯⋯⋯ 93

ショックの4分類 ⋯⋯⋯⋯⋯⋯⋯⋯⋯⋯⋯⋯⋯⋯⋯ 94

ショックの4分類を見きわめるには？ ⋯⋯⋯⋯⋯⋯⋯ 97

院内における血圧低下の原因：5Pをチェック ⋯⋯⋯⋯ 98

血圧低下に出会ったら ⋯⋯⋯⋯⋯⋯⋯⋯⋯⋯⋯⋯⋯ 99

CONTENTS

第8回 発熱：具体的な原因を意識して対応しよう 102

体温ってどうやって測定しているの? 104
発熱の原因は? 106
重症度の判断：SIRS・qSOFAをチェック 107
悪寒戦慄：菌血症を見逃すな! 109
8つの原因のポイントとピットフォール 110
発熱に出会ったら 113
コラム 敗血症の歴史 108
コラム 血圧は脈圧も意識しよう! 114

第9回 院内の転倒：「どうして転んだの?」を大切に 116

交通事故で亡くなるより、転倒で亡くなるほうが多い 118
なぜ転倒するの? 転倒リスクは? 119
どこで転倒? いつ転倒? 121
転倒患者に出会ったら 122
転倒患者に出会ったら1 バイタルサインを確認：
　　"みるべき4つのポイント"+αをチェック 122
転倒患者に出会ったら2 症状を確認：頸部の所見を必ず確認! 123
転倒患者に出会ったら3 受傷理由を確認 123
転倒患者に出会ったら4 抗血栓薬の有無を確認 126
画像検査の適応：転倒した患者さんのうち、誰を撮影するべきなのか? 126
コラム 転倒・転落事故ゼロは不可能 130

第10回 脈が速い・遅い：モニターではなく患者をみよう 132

心拍数と脈拍数 134
頻脈と徐脈 136
心房細動とは 138
ペースメーカは徐脈の患者全員に適応するの? 139
院内における頻脈・徐脈の原因：5Pをチェック 140
頻脈・徐脈に出会ったら 142
コラム 入院時ルーティンの心電図 145

第11回 意識障害：頭部CTの前に確認すべきことは? 脳卒中を疑ったらどうする? 146

意識障害とは 149
心停止か否か 149
意識障害の客観的評価 149

意識障害の原因の覚え方	151
院内で生じる意識障害の原因は？	153
収縮期血圧と瞳孔に注目	154
Cincinnati Prehospital Stroke Scale（CPSS）に注目	154
発症時間を意識して対応：“Time is Brain!”	155
せん妄とは	155
院内発症の脳梗塞の実践的対応	157
意識障害に出会ったら	159

コラム　入院したら意識障害？ ……… 160

コラム　Wake-up strokeとは ……… 161

第12回　DNARを正しく理解しよう …………… 162

DNARとは	165
こんなDNARはNG	165
心停止時DNARを話し合うべき状態とは	171
フレイルとは	172
Clinical Frailty Scale（CFS）とは	173

コラム　The Daughter from California syndrome
（カルフォルニアから来た娘症候群） …………… 175

第13回　急変対応に役立つアンガーマネジメント …………… 176

アンガーマネジメントとは	178
怒るメリット・デメリット	179
じょうずに怒るとは	180
怒りは二次感情である	180
怒りはなぜ生まれるのか？	181
怒りはコントロールできるのか？	182
イラッとしたら確認する5つのこと	182
あなたの職場は「心理的安全性」が担保されていますか？	185
アンガーマネジメントに役立つ、アサーティブ・コミュニケーション	186

コラム　想像力をみがこう …………… 186

[カバー・本文デザイン]酒井由実子（ビーワークス）　[カバー・本文イラスト]北沢バンビ　[本文DTP]明昌堂

実践によって得られた方法を普遍化すべく万全を尽くしておりますが、万一、本書の記載内容によって不測の事故等が起った場合、著者、出版社、製薬会社は、その責を負いかねますことをご了承ください。また、本書に記載している薬剤や機器等の使用にあたっては、個々の添付文書や取扱説明書を参照し、適応や使用法等については常にご確認ください。

第1回
それは、本当に、"急変"ですか？
急変対応総論

「急変」という言葉は、患者さんの状態が急激に変化することを指します。
血圧低下や失神など予期せぬ状況に出会い戸惑うこともあるでしょうが、
果たしてそれらは、本当に「急変」なのでしょうか？

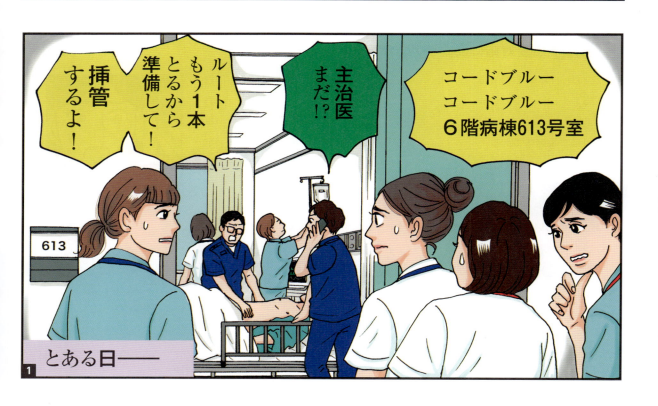

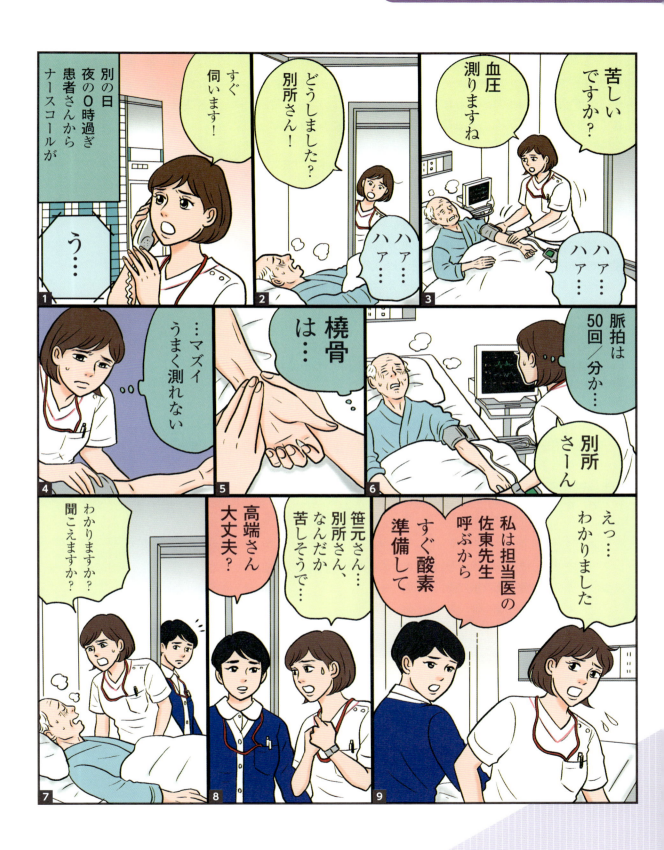

"急変"って何だろう？

「血圧が下がった」「訪室したら反応がなく心肺停止状態であった」──そんなイメージが"急変"にはあるかもしれません。冒頭の2つの場面、院内ではときどき経験する事例であり、みなさんも経験したことがあるかもしれません。

『大辞林』（三省堂）で"急変"と検索すると、「①急激に変化すること、②急に起こった変事」と記載されています。この定義からすると、目の前の患者さんの状態が急激に変化したという認識であれば、それはすべて"急変"ということになります。

例えば、担当の入院患者さんが、「朝のバイタル測定では収縮期血圧130mmHg程度であったのが、昼の測定では80mmHgに変化した」「排尿後に患者さんが失神した」「食事中に突然苦しそうに喉を押さえ、顔色不良となった」など、原因がわからず「え？　なんで？　どうして？」という状況であれば、このどれもが急変です。

しかし、本当にそれは急変なのでしょうか。**頭にクエスチョンマークが浮かんでいるのは自分だけで、先輩の看護師や担当医は原因がわかっており、急変だとは思っていないのではないでしょうか。**

ミュージカル『モーツァルト！』の一場面に、母が亡くなったヴォルフガング・アマデウス・モーツァルトが、「医者を、医者を呼ばなきゃ」と慌てる場面があります。しかし、もう手遅れ、手の施しようがありません。その後のシーンで歌う『残酷な人生』は名曲ですが、ヴォルフガングの母への対応は、ほめられるものではありませんでした。

冒頭の2症例、みなさんであればどのように対応するでしょうか？　自信がない？　不安？　そうですよね。大丈夫です。この本を読んで落ち着いて対応できるように、頭の中を整理していきましょう。

『モーツァルト！』は、2002年の初演以来繰り返し再演され、これまで中川晃教さん、井上芳雄さん、山崎育三郎さん、古川雄大さんの4人がヴォルフガング・モーツァルトを演じてきましたが、2024年に5人目のヴォルフガングとして京本大我さんが帝劇初主演を果たしました。

第 1 回　急変対応総論

今回の事例

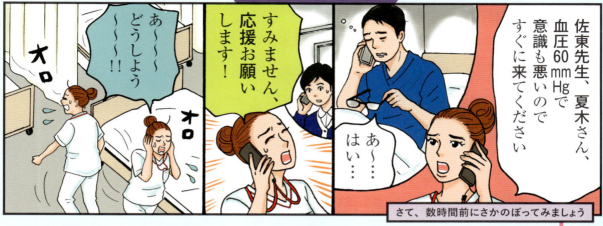

――― 数時間前 ―――

高端ナース

山咲さん、420号の夏木さん、38℃台の熱があるのですが大丈夫でしょうか？

山咲ナース

ん？　夏木さんって大腿骨近位部骨折（高齢者で多い骨折の1つ）の方だよね。今日で術後4日だっけ？

はい。術後の経過は順調で、今朝の食事も10割とれていたのですが、昼は食欲がないってことで数口しか食べなかったんです。15時のバイタル測定でこんな感じで。

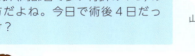
［血圧108/58mmHg、脈拍110回/分、体温38.2℃、SpO₂ 97%］

熱もあるし、血圧も若干低めだから担当医へ連絡したほうがいいね。指示なんか入ってる？

発熱時の指示は入っていたので、解熱薬を使おうかと思ったのですが。

そうね。術後の感染症とかあるかもしれないし、担当医に報告しよう。

――― 15分後 ―――

山咲さん、担当医の佐東先生、いま前十字靱帯の手術に入っていて、あと1時間半ぐらいは対応難しいみたいです。とりあえず発熱時のアセトアミノフェン（カロナール®）内服は使用するのはOKみたいですが。

そっか。まぁ、それほど急がなくても大丈夫だと思うので、薬は飲んでもらって様子をみよう。

- 1時間後　日勤から夜勤へ申し送りをしている -

420号の夏木さんですが、昼から38℃台の発熱を認め、担当医の指示を受けてアセトアミノフェンを内服しています。

発熱の原因は精査中？　バイタルは問題ない？

千念ナース

そろそろ担当医の先生がみてくれると思うのですが……血圧は100mmHg程度あるので大丈夫だとは思うのですが……。

あ、そうなのね。

さて、今回の事例ですが、これって"急変"でしょうか？　違いますよね。今回の経過を高端ナースが知ったら、「え？　そんなことが？」ではなく、**「あ、やっぱり……もう少し早く担当医に来てもらうべきだった。他に何かできなかっただろうか」**、そんなふうに思うはずです。

発熱の原因はその時点では同定できないにしても、介入の必要性はあり、早期に対応できていれば今回のようなことは起こらなかったでしょう。このようなことを防ぐためには、どうするべきでしょうか。

患者さんが発する危険なサインを早期にキャッチすることも大切ですが、**そもそもそのようなことを起こさせないことが重要です**。本書では、急変時の対応だけでなく、それを未然に防ぐ術も整理していきたいと思います。第1回目の今回は、「そもそも急変を起こさせないためには何が大切なのか」、このあたりをともに学んでいきましょう。

"急変"を起こさせないためにはどうする？

急変は誰もが遭遇したくないものです。
「昨日の夜勤、めっちゃ荒れたよね」
「○○さん、お祓いに行ったほうがいいんじゃない」
こんな台詞を夜勤明けに言ったり、聞いたりしたことありませんか。忙しい、眠れない夜勤というのは誰もが経験するもので、このがんばりを周囲に知らしめたい、「お疲れさま」と言ってもらいたい——その気持ちはよくわかりますが、時にそれが"身から出た錆"ということがあります。

さっきの夏木さんの件もそうですよね。**アセスメントすることなく、やるべきことを先送りにしてしまった、その結果、起こるべくして起こったわけです。**

救急外来からの緊急入院などを除き、夜間の病棟というのは普通は静かなものです。入院患者さんだって消灯後は寝ますからね。「夜間せん妄が起こることだってあるじゃないか」「排尿後に失神して頭部をぶつけることだって経験したことがあるぞ」、そんな声が聞こえてきそうですが、これらもまた多くの場合防げるのです。

急変対応において大切なことは複数存在しますが、以下の3つに分けて解説します。

1. 担当患者さんの把握
2. 急変のサインを知り、評価すべきポイントを理解する
3. チームビルディング：集団→チームへ

第 1 回 急変対応総論

急変対応で大切なこと 1

患者さんの把握：5Pをチェック

あたりまえですが担当患者さんの把握は大切です。**相手のことを知らずして適切な対応はできませんよね。何のために入院し、どのような治療方針なのか、何が問題点なのか、今後起こりうる出来事はどのようなものが挙げられるのか**、このあたりを整理することが大切です。

● **急変対応の 5 P**
❶ 目的 (Purpose)：
　入院の目的・理由は？
❷ 患者 (Patient)：
　患者さんはどんな人？
❸ 方針 (Policy)：
　今後の方針は？
❹ 問題点 (Problem)：
　現在の問題点は？
❺ 予測 (Prediction)：
　急変する可能性ってある？

❶ 目的（Purpose）：入院の目的・理由は？

目の前の患者さんは何のために入院しているのでしょうか。

- 発熱、呼吸困難を主訴に救急外来を受診。精査の結果、細菌性肺炎の診断、点滴による抗菌薬治療のため入院となった。
- 自宅で転倒し動けなくなり、精査の結果、左大腿骨近位部骨折の診断で手術目的に入院となった。
- 不明熱の精査目的に入院となった。

このように、担当患者さんの入院の目的を理解しましょう。

急性期病棟では患者さんの入れ替わりが激しく、また夜間などは把握すべき患者さんの数が多く大変かもしれませんが、**何のために入院しているのかを把握していなければ、みるべき点や備えるべき点を意識することはできません。**

❷ 患者（Patient）：患者さんはどんな人？

入院の目的は同じでも、急変のリスクは同じではありません。基礎疾患のない若年者と、複数の病気を治療中の高齢者とでは、明らかに後者のほうがリスクは高そうですよね。

抱えている病気やアレルギー歴、内服薬（抗血栓薬など）、嗜好歴（タバコ、アルコールの程度）なども整理しておきましょう。高齢者では介護度などにも注目し、普段のADLを把握しておくとよいでしょう。カルテ記載を鵜呑みにしてはダメですよ。担当医を信じるなという意味ではありません。誰でも誤ることはありますし、初療の段階では聞き逃していることもあるものですから。**必ず一度は、自身で確認するくせをもっておきましょう。**

❸ 方針（Policy）：今後の方針は？

担当患者さんが今後、どのような方針なのかを理解しておきましょう。例えば、

- 細菌性肺炎で抗菌薬治療中、食事が半量以上摂取できれば点滴は抜針、抗菌薬は内服へ移行予定。
- 出血性胃潰瘍で点滴管理中、本日内視鏡を再検し、止血が確認できれば食事を開始する予定。

など、具体的に方針を確認することで、患者さんの進むべき道が見え、退院へのイメージがわくはずです。また、入院当初は必要であった点滴や尿道カテーテルも、

13

不要な状態となればただちに抜去が望ましいですが、担当医よりもベッドサイドに近いみなさんのほうが早期に判断ができるかもしれません。**みなさんが気づき、適切なタイミングで抜去できれば感染を未然に防ぐことができます。**

　方針を確認するためには、担当医とのコミュニケーションが不可欠です。最近は電子カルテの病院が多いと思いますが、カルテ上のみでのやりとりでは適切なコミュニケーションはとれません。また、なにか問題があってもリアルタイムで対応できません。スマートフォンやPHSでもかまいませんが、可能な限り回診時などに対面で情報を共有しましょう。

> 医師のカルテ、略語や英語表記でわかりづらいことはないですか？自身で調べることも大切ですが、理解ができない（難しい）カルテで困っている場合には、師長などへ相談し、担当医のカルテ記載の変革を起こすことも大切です。書いている側は指摘されなければなかなか気づかないものですからね。

❹ 問題点（Problem）：現在の問題点は？

　方針どおりに事が進めばよいのですが、全部が全部そうはいきませんよね。

- 細菌性肺炎に対して抗菌薬治療を行っているものの、なかなか酸素化が改善しない。
- 急性期脳梗塞で入院した患者さんが、痙攣を認めた。
- 大腿骨近位部骨折の術後の患者さんが、創部の痛みを訴えている。

など、**現在の問題点を患者さんごとに整理しておきましょう。**
問題点も担当医と共有ですよ。みなさんが記載している看護記録、予想以上に医師は見ています。**痛みの訴えや治療方針の不満など、看護記録には患者さんからの訴えの記載があるものの、担当医へ連絡がないのは寂しいものです。**

　看護師が患者さんの異変に気づいているのにもかかわらず、実際に医師へ報告したのは75％であったという報告があったりします[1]。4回に1回は報告しないのです。個人差はあると思うのでこの割合を覚える必要はありませんが、みなさんも気になることがあっても全例報告することなく、胸の内に秘めてしまったことってあると思います。報告すべきか自信がもてずしなかった、報告しづらい状況であったなど、さまざまな要因があるとは思いますが、理想はなんでも相談できる関係ですよね。まずはリーダーなど先輩看護師に相談するのもよいですが、**報告すべきか悩んだらぜひぜひ担当医へも積極的に相談してください。**

❺ 予測（Prediction）：急変する可能性ってある？

　"○○さんは□％の確率で急変します"。そんなことが数値化され、見える化されればわかりやすいですが、確立したデータはありません。しかし、ここまでの❶〜❹を把握し、後述する急変のサインを知れば、起こりうる急変のリスクをある程度、見積もることはできます。

　例えば、**若年者と高齢者では、基礎疾患や臓器の予備能から高齢者のほうがリスクが高い**でしょう。**治療が奏効している患者さんと難渋している患者さんでは、後者のほうがリスクは高い**ですよね。また、**点滴や膀胱留置カテーテルを要している場合には感染のリスクは高く、寝たきりなどADLが低下している場合には深部静脈血栓症（DVT）**、それが原因となって引き起こされる**肺塞栓症のリスク**があります。他にも、せん妄のリスク、転倒のリスクなどを見積もる術がありますが、それはまたいずれ取り上げます。

　確立されたものはないと記載しましたが、「**GO-FAR score**」という**院内心停止**

【ADL】activities of daily living：日常生活動作

【DVT】deep venous thrombosis

の予後予測スコアは存在します（**表1**）[2]。このスコアで24点以上となると、機能良好（CPC 1；意識清明、軽度の脳神経障害や軽度の精神障害があっても普通の生活、労働が可能）での生存退院率が1％未満と報告されています。評価項目数が多いですが、webやアプリケーションで簡単に計算でき、慣れるとそれほど時間はかかりません（私は「MDCalc」というアプリをスマートフォンに入れて利用しています）。

例えば、施設入所中の80歳の女性が急性期脳卒中で入院し、誤嚥性肺炎を併発している場合には、その時点で24点以上となり、心停止に陥ってしまった場合の神経学的予後はきわめて不良と考えられます。

あくまで院内心停止の予後予測であり、このスコアが高いから急変しやすいというわけではありませんが、担当患者さんの急変の可能性の見積りに悩んだ際には、参考にするとよいでしょう。**見た目の重症度が低そうに思えても、じつは危険因子を複数併せもっていることを理解していれば、日々の観察を慎重に行いたくなりますよね。**

【CPC】cerebral performance category：脳機能カテゴリー

● GO-FAR Scoreのwebアプリ（「MDCalc」）

【IABP】intra aortic balloon pump：大動脈内バルーンポンプ

【PaO₂】arterial partial pressure of oxygen：動脈血酸素分圧

【FiO₂】fraction of inspiratory oxygen：吸入酸素濃度

【PaCO₂】arterial partial pressure of carbon dioxide：動脈血二酸化炭素分圧

【ETCO₂】end tidal carbon dioxide：呼気終末二酸化炭素分圧

【NIV】noninvasive ventilation：非侵襲的換気

[表1] GO-FAR Score

項目		
①年齢（歳）	<70	0
	70〜74	2
	75〜79	5
	80〜84	6
	≧85	11
②入院時、神経学的に無傷か軽微な障害	いいえ	0
	はい	−15
③外傷（入院時のショックや意識変容に関連）	いいえ	0
	はい	10
④急性期脳卒中	いいえ	0
	はい	8
⑤転移性もしくは血液がん	いいえ	0
	はい	7
⑥菌血症	いいえ	0
	はい	7
⑦非心臓疾患での入院	いいえ	0
	はい	7
⑧肝障害（T-Bill>2mg/dL、AST>正常上限の2倍、肝硬変）	いいえ	0
	はい	6
⑨施設からの入院	いいえ	0
	はい	6
⑩低血圧・低還流（収縮期血圧<90mmHg、平均動脈圧<60mmHg、補液後の昇圧薬使用、IABP）	いいえ	0
	はい	5
⑪腎不全（透析、Cr>2mg/dL）	いいえ	0
	はい	4
⑫呼吸不全（PaO₂/FiO₂<300、PaO₂<60mmHg、SaO₂<90%、PaCO₂・ETCO₂>50mmHg、呼吸数>40回/分、呼吸数<5回/分、NIV、人工呼吸）	いいえ	0
	はい	4
⑬肺炎	いいえ	0
	はい	1

GO-FAR Score	リスクグループ	神経学的に無傷もしくはわずかな欠損（CPC1）で退院する可能性
≧24	非常に低い	<1%
14〜23	低い	1〜3%
−5〜13	標準的	3〜15%
−15〜−6	標準より高い	>15%

（文献2より引用）

急変対応で大切なこと 2

急変のサインを知り、評価すべきポイントを理解する

●真の"急変"とは？

　本当の急変、それは**"あらかじめ意識することができなかった急変"**です。基礎疾患のない若年者の急変は稀ですが、高齢入院患者では、入院理由にかかわらず、心筋梗塞や脳梗塞など致死的となり得る疾患は一定数起こりえます。急を要する病気が院内で発症したときに、早期に疑い、迅速に介入するためにはどうすればよいでしょうか？

　また、5Pを意識していても、慣れないうちは緊急度や重症度の見積もりは難しいことがあるものです。

「なんだか普段と比べて反応が悪いな」
「SpO₂は問題ないけれど、呼吸が速い気がするな」
「バイタルサインは問題ないけれど、食事摂取量が少ないな」

　こういったことに気づいていながらも、そこから一歩踏み込みアセスメントすることは、はじめのうちは難しいものですよね。

●早期警告スコアリングシステム（EWSS）とは？

　EWSSというものをご存じでしょうか？　これは、危機的状況にある患者を特定するためのツールで、世界各国から複数のスコアが発表されています。代表的なものとして、ここではNEWSを紹介しておきます（**表2**）[3]。**急性疾患の重症度評価や臨床的悪化の早期発見**に使用することが推奨されているのですが、バイタルサインを中心に構成されていることがわかります。その他、尿量や年齢を含むスコアも存在しますが、まずはNEWSでもそうであるように、**誰でも評価可能なバイタルサインをきちんと評価し、判断できるようになりましょう。**

　バイタルサインに関しては他の回で取り上げて解説しますが、大切なことを1つだけ今回は覚えておいてください。

【EWSS】Early Warning Scoring System

【NEWS】National Early Warning Score

［表2］NEWS（早期警告スコア）

項目＼点数	3	2	1	0	1	2	3
呼吸数（回/分）	≦8		9〜11	12〜20		21〜24	≧25
SpO₂（%）	≦91	92〜93	94〜95	≧96			
酸素投与		あり		なし			
体温（℃）	≦35.0		35.1〜36.0	36.1〜38.0	38.1〜39.0	≧39.1	
収縮期血圧（mmHg）	≦90	91〜100	101〜110	111〜219			≧220
心拍数（回/分）	≦40		41〜50	51〜90	91〜110	111〜130	≧131
意識				清明			意識障害あり

●NEWSの評価

低リスク	スコアの合計が0、もしくは1〜4
中等度リスク	スコアの合計が5〜6、もしくはRed Score（3が1つでもある場合）
高度リスク	スコアの合計が7以上

（文献3より引用）

モニターに表示されないバイタルサインが非常に重要である

　これです。もちろん、血圧や脈拍、SpO_2も大切なのですが、**意識状態、そして呼吸数がきわめて大切です**。「いやいや、呼吸数もモニターに出てるじゃん」、**そう思ったあなた、その数値を信じてはいけません**。あれは当てにならないのです（スヤスヤ寝ていて呼吸状態が安定している場合には、参考になることはありますけどね）。

　心停止か否かを見きわめるときに、血圧測定しませんよね。まずは呼びかけて意識を確認し、その後にやるべきことは呼吸が正常か否かです。反応がなく呼吸が正常でなければ即、胸骨圧迫開始でしたよね（自信がない方は確認しておいてくださいね。本書でも扱いますが、きわめて大切なことですので）。**呼吸数は最も大切なバイタルサインといっても過言ではありませんが、軽視されているバイタルサインとしても有名です**。世界各国からEWSSが報告されていると述べましたが、すべて呼吸数が入っています。

　高端ナースが山咲ナースに相談したとき（p.11）、そこに呼吸数の記載はありませんでした（気づきました？　気になっていたあなた、すばらしい）。意識状態の評価も入っていませんね。これではダメなのです。

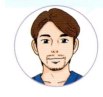

第4回「院内心停止の対応」も参考にしてください。

急変対応で大切なこと3

チームビルディング：集団からチームへ

　みなさんが病院勤務であれば、共に働く仲間がいるはずです。看護師だけでなく医師、技師（検査など）、リハビリスタッフ、事務員、その他、薬剤師や栄養士などなど、1人の患者さんには多くの方がかかわりますよね。リハビリ中に患者さんに異変が起こったらどうするべきでしょうか？　会計窓口の前で倒れてしまった人がいたらどうしたら？　その場に対応できる人がいればテキパキ指示を出してくれるかもしれませんが、そんなに都合よくいくものでもありません。

●院内迅速対応システム（RRS）とは？

　院内で急変対策チームを作り、活動しているところもあるでしょう。MET、RRTなどとも呼ばれ、施設ごとに多少の基準は違いますが、バイタルサインや胸痛などの症候で発動基準が決められています。目的は、**重症化する前に危険な徴候を発見し介入することで、予後を改善**しようというものです。詳細は今回は割愛しますが、このようなチームが導入される背景には、急変時やそれに準ずるような状況では、1人ですべてを賄うのは難しいということが挙げられます。他の患者さんの対応など、通常業務を担いながら急変対応を迅速に行うのは大変ですよね。

　また、急変は看護師や医師がいる病棟だけでなく、リハビリ中や検査中、時には会計中にも起こりえます。その際、応援がいなければ困ってしまいますよね。そこで人を集めるシステムが必要なのです。

【RRS】Rapid Response System

【MET】Medical Emergency Team

【RRT】Rapid Response Team

●集団からチームへ

　人が集まればよいのかというと、そうではありません。冒頭漫画の"コードブルー"の呼びかけでワチャワチャと人が集まってきたものの、野次馬になってしまっては困ります。また、リーダー不在で1人1人がバラバラに行動しているのでは、適切な介入はできないでしょう。**1人1人が仕事をすることも大切ですが、集団からチームとなることが肝心**です。

＊

　古代中国の兵法書として有名な『孫子』の言葉に、以下のようなものがあります[4]。

「彼を知り、己（おのれ）を知れば、百戦して殆（あや）うからず」

　敵の実情を知り、己の実情を知っていれば、百回戦っても負けることはない、そんな意味です。**急変対応も、まずは担当患者さんをよく知り、そして自分自身の実力を傲ることなく把握しなければ、その場を凌ぐことはできません**。逆にそれさえできれば、やるべきことは意外とシンプルで、みなさん誰もができるようになります。

　本書を通じて、患者さんのみるべきポイントを学び、自分の弱点を強みに変換していってください。

> 集団は各々が自身の仕事の責任のみを負い、チームは自身の仕事の責任とチームの活動を最大化するための「相互責任」との両方を負います。それ故に、人数分の成果の合計＋αの成果が期待できるのです。

Column　Hi-Phy-Viをきわめよう

　急変時こそ、**患者さんの病歴（History taking）、身体所見（Physical examination）、バイタルサイン（Vital signs）**が真価を発揮する場面です。あれこれ検査に頼る前に、発症の経緯や身体から発せられるサイン、呼吸数などのバイタルサインの異変を見逃さないことが大切です。

　本書では、この"Hi-Phy-Vi（ハイ・ファイ・バイ）"のポイントをわかりやすく整理していきます。さあ、一緒にこの合言葉を胸に、急変対応の極意を学びましょう！

第 1 回 急変対応総論

今回の事例

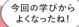
今回の学びからよくなったね！

山咲さん、420号の夏木さん、38℃台の熱があるのですが大丈夫でしょうか？

ん？　夏木さんって大腿骨近位部骨折の方だよね。今日で術後4日だっけ？

はい、術後の経過は順調で、今朝の食事も10割とれていたのですが、昼は食欲がないってことで数口しか食べなかったんです。15時のバイタル測定でこんな感じで。

［血圧108/58mmHg、脈拍110回/分、体温38.2℃、SpO₂ 97%］

意識や呼吸数は問題ない？

あ、意識は問題ないですが、呼吸は少し早めでした。25回/分ぐらいでしょうか。

GOOD! 意識状態と呼吸が観察できていますね！

そっか。夏木さんって尿道バルーン入ってたよね？

はい。あ、いえ、昨日抜いていいか担当の佐東先生に確認したらOKだったのですが、返事をもらった時間が遅かったので、今朝抜きました。

GOOD! 患者さんに起こりうるリスクを評価し、対応することができていますね！

高齢女性の発熱で、呼吸数も早いし、食事もとれてないから、ちょっと早めに対応したほうがよさそうだね。尿路感染とかも考えられるしね。担当医へ連絡して、具体的な指示をもらおう。オペ中で対応が難しそうなら、代わりの先生に病棟へ来てもらおう。

わかりました！

〈引用文献〉
1. Franklin C, Mathew J：Developing strategies to prevent inhospital cardiac arrest：analyzing responses of physicians and nurses in the hours before the event. *Crit Care Med* 1994；22(2)：244-247.
PMID：8306682
2. Ebell MH, Jang W, Shen Y, et al.：Development and Validation of the Good Outcome Following Attempted Resuscitation (GO-FAR) Score to Predict Neurologically Intact Survival After In-Hospital Cardiopulmonary Resuscitation. *JAMA Intern Med* 2013；173(20)：1872-1878.
PMID：24018585　　DOI：10.1001/jamainternmed.2013.10037
3. Royal College of Physicians：National Early Warning Score (NEWS) 2.
https://www.rcp.ac.uk/improving-care/resources/national-early-warning-score-news-2/（2025.1.20アクセス）
4. 守屋淳：最高の戦略教科書 孫子. 日本経済新聞出版社，東京，2014.
5. Badr MN, Khalil NS, Mukhtar AM：Effect of National Early Warning Scoring System Implementation on Cardiopulmonary Arrest, Unplanned ICU Admission, Emergency Surgery, and Acute Kidney Injury in an Emergency Hospital, Egypt. *J Multidiscip Healthc* 2021；14：1431-1442.
PMID：34163171　　DOI：10.2147/JMDH.S312395

第 2 回
バイタルサインの実践的解釈❶

第1回の授業では、急変させないための5Pを中心に、急変時に大切なことをお伝えしました。今回はバイタルサインのみるべきポイントを整理しておきましょう。

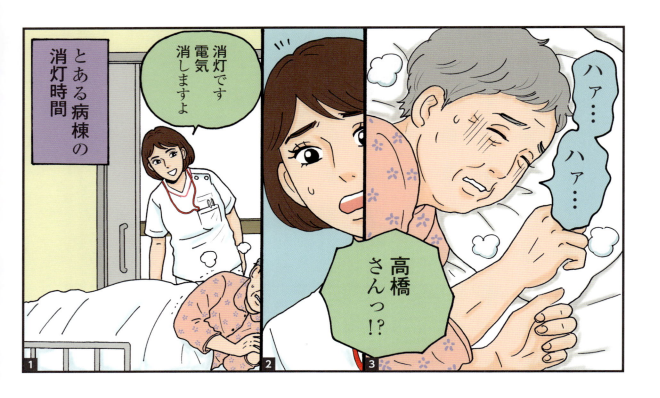

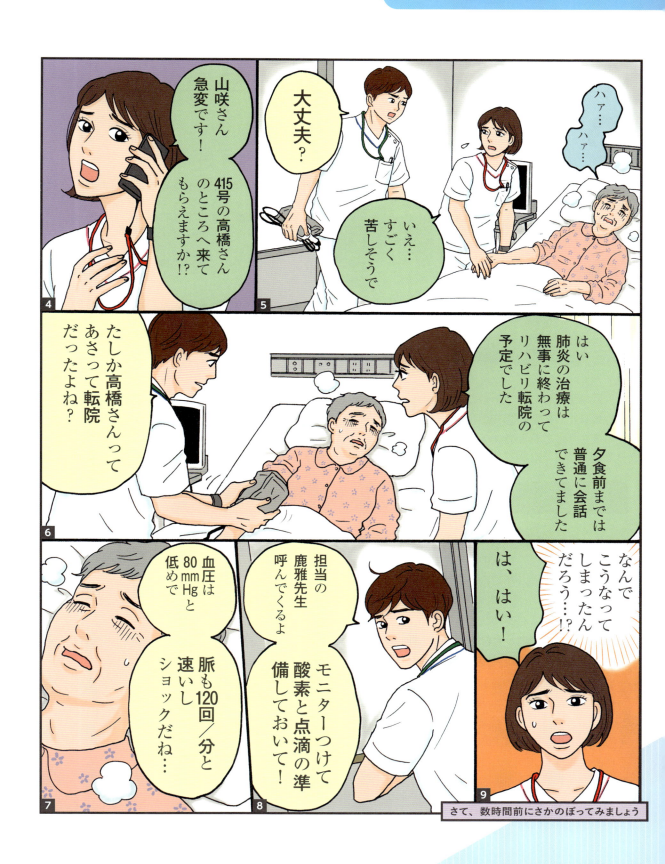

今回の事例（つづき）

―― 急変発生の数時間前、夕方、病棟で ――

高端ナース：高橋さん、失礼します。夜勤を担当します高端です。お加減はいかがですか？

そうですか。体温測ってみましょうか。触った感じは熱っぽくないですけどね。酸素の値も見ておきましょうか。

高橋さん：なんかかったるいね、熱っぽいかな。

私、普段の平熱が35℃台だから……。

（そういうこと言う患者さんよくいるなぁ）37.1℃ですね。微熱ですね。酸素の値は97%なので問題なさそうです。また就寝前にうかがいますので、それまでに何かあればナースコール押してください。

あ、わかりました（あんまり食欲ないし、かったるいんだけどなぁ）。

前回は急変させないための大切な5Pを中心に、急変時に大切なポイントをお伝えしました。今回は「急変のサインを知り、評価すべきポイントを理解する」ために、とってもとっても大切なバイタルサインのポイントを整理しておきましょう。

RRSの限界

前回、急変対応に大切なことの3つ目として"チームビルディング"を取り上げました。急変を1人で対応するのは困難であり、マズい状況だと認識したら迅速に対応してくれるチームがいるというのは心強いものです。

しかし、チームを作り、それだけで満足してはいけません。**急変対応では、どうしても看護師の役割が大きいため、心理的負担がかかります**。それをいかにして減らすことができるのか、この視点を意識してチームを運用していくことが重要です。

RRSを導入することで、看護師がプラスに感じているという報告はあるものの、施設によっては負担の軽減にはつながっていないとする報告もあります[1]。そりゃそうですよね。チームはあっても気軽に呼ぶことができる雰囲気ではない、呼んだら呼んだで「なんでこんなことで呼んだんだ」などと言われて嫌な気分になったり、そんな状態ではうまく機能するはずはありません。すぐ怒る人っていますよねぇ。あぁやだやだ（笑）。

● 急変対応の5P
1. 目的（Purpose）：入院の目的・理由は？
2. 患者（Patient）：患者さんはどんな人？
3. 方針（Policy）：今後の方針は？
4. 問題点（Problem）：現在の問題点は？
5. 予測（Prediction）：急変する可能性ってある？

それはいったん置いておいて、みなさんはいつ、担当医やチームを呼ぶべきでしょうか。心停止、明らかなショック、著明な酸素化の悪化であれば誰もがマズいと判断し、担当医への連絡を行うと思いますが、そうではない場合、例えば意識がなんだか悪い気がする、SpO_2がやや低い、脈が少し速い、食欲が落ちている——こういった場合の適切なタイミングを判断することは、意外と難しいのではないでしょうか。

「指示簿にある数値を確認して……」、本当にそれでいいのでしょうか？ **「38.5℃以上○○」「血圧○mmHg以下○○」といった指示簿は1つの目安にはなると思いますが、そこにアセスメントがなければ適切な判断はできません**。なんだ、それじゃ難しくてもう嫌だ……って思っちゃいますよね。大丈夫です。ここで威力を発揮するのが、今回取り上げる**バイタルサイン**であり、これを理解すれば誰もが患者さんのマズいサインを見抜き、急変を起こす前に行動できるようになります。

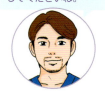

アンガーマネジメントなどを通じて自身のふるまいを見つめ直すとともに、心理的安全性が担保されたチーム作りにも役立てられるようになるとよいですね。アンガーマネジメント、心理的安全性に関しては第13回を参照してくださいね。

"急変"の前に認めるバイタルサインの変化とは

急変の多くは防ぐことができると前回書きましたが、防ぐためには患者さんに最も近い存在であるみなさんが異変を早期にキャッチする必要があります。**実際に予期せぬ心停止が起こる6～8時間前には、何らかのバイタルサインの異常が認められていることが複数報告**されており、その割合は60～80％と高率です[2-4]。

みなさんも、急変してしまった患者さんを振り返り、「え？　あの患者さんが？」ってことばかりでなく、「あ、やっぱり……なんか具合悪そうだったんだよなぁ……」って経験ありますよね。

"なんだか具合が悪そう""なんだかマズそう"、こういった直感（intuition, gut feelings）は臨床現場において非常に大切ですが、ここに根拠をもたせることができるようになると、適切な行動をとることができます。そこに大きく影響するのがバイタルサインだと、私は思います。

Column　急変を経験したら

急変を経験した後、みなさんは振り返りを行っていますか。なぜこの事態が起きたのか、事前に防ぐことはできなかったのか、自分自身でしっかりと分析しましょう。過去は変えられませんが、その経験から学びを得ることはできます。

そして、その学びを未来に活かすことができれば、つらい経験も決して無駄にはなりません。本書を活用して、今後の対応力をさらに高めていきましょう。経験は、知識へと変わり、次のステップへ進むための重要な道しるべとなるのです。

バイタルサインのみるべき4つのポイント

入院している患者さんは病棟にもよるとは思いますが、多くは高齢者ですよね。なかには、認知症や脳卒中後で意思疎通が難しい方もいるかもしれません。また、身体所見をとるのが難しいこともあると思います。患者さんの病態を把握するために、病歴聴取や身体所見はめちゃくちゃ大切なんですが、そうはいってもなかなか正確な評価ができない、これもまた現実だと思います。

それに対してバイタルサインはどうでしょうか。バイタルサインが測定できないってことはありませんよね。また、モニターがなくてもある程度のバイタルサインは測定できますよね。いつでもどこでも、そして誰でも確認可能なバイタルサインのみるべき4つのポイントを今回は整理しておきましょう。内容的に盛りだくさんなので、今回は前半の3つ、呼吸数と意識、バイタルサインを評価する際にポイントとなる正常値と異常値をどのように見きわめるかについてまとめます。

次回、それらをふまえ、バイタルサインを統合し現場でいかにして行動するかを整理します。バイタルサインの奥深さを知ると、これからバイタルサインを気にせずにはいられない、そんなふうになっちゃうはずです。

バイタルサインのみるべき4つのポイント

1. 呼吸数を意識せよ
2. 軽度の意識障害を見逃すな
3. 普段との比較を意識せよ
4. 総合的な判断を

バイタルサインのみるべきポイント1

呼吸数を意識せよ：呼吸数は最も重要なバイタルサイン！

前回、"モニターに表示されないバイタルサインが非常に重要である"とお伝えしました。覚えていますよね？！ そのバイタルサインというのは"意識"、そして"呼吸数"でした。

モニターには呼吸数も表記されているじゃないか、と思う方もいると思います。確かにベッドサイドモニターを見ると、たいてい左下か右下に呼吸数が表示されています。これは、心電図測定時の電極を利用して呼吸数を検出しています。呼吸筋によって胸郭が拡張すると電極間のインピーダンスが変化し、それをとらえ測定しているわけですが、インピーダンスっていわれてもよくわからんですよね（私もわかりません）。

とにかくこれは**呼吸の様式などによって大きく変化してしまう**ため、スヤスヤ寝

みなさん、ミュージカル『オペラ座の怪人（The Phantom of the Opera）』は観たことがあるでしょうか。劇団四季の代表的なミュージカルで1988年日本初演以来、国内700万人以上を動員、通算上演回数は7,000回以上の超人気ミュージカルです。私も久しぶりに2022年1月に観劇しました。今まで何度観たかわかりませんが、やはりすばらしかったですね。じつはこの『オペラ座の怪人』の続編が存在することはご存じでしょうか。『ラブ・ネバー・ダイ（Love Never Dies）』と題し、こちらもミュージカル化され、本邦では2014年に日生劇場、そして2019年、2025年に再演されています。こちらの初代ファントムは市村正親さん、鹿賀丈史さんのWキャスト、最高でしょ！（再演時のファントムは鹿賀丈史さんに代わって石丸幹二さん、2025年には橋本さとしさんも参加）。市村さんは四季時代に『オペラ座の怪人』のファントムも演じていて、唯一どちらの演目でもファントムを演じています。『ラブ・ネバー・ダイ』は『オペラ座の怪人』の10年後のストーリーなのですが、内容はちょっと衝撃的なんですよね。こちらを観てから『オペラ座の怪人』を観ると見所も変わるかもしれません。いろいろ気になっちゃう、そう今回取り上げるバイタルサインのようにね。

ていて安定した呼吸をしている場合には参考にはなりますが、そうでない場合には信用に値しない数値といえます。また、入院患者さんにすべてモニターがついているかというとそんなことありませんよね。**自身で患者さんの呼吸数を確認することを、まずは徹底しましょう。**

●呼吸数の変化は、他のバイタルサインの異常より先に表れる

なぜ、これほどまでに呼吸数を強調するかというと、**呼吸数は他のバイタルサインの異常に先立って変化する**のです[5]。血圧が下がっている、意識が悪い、体温の上昇を認めるなどの場合には、その前に呼吸数の上昇が認められるのです。"呼吸数を制するものは急変を制する"といっても過言ではありません。なんだか呼吸が速そうだなと思ったら、まずは慎重に対応する必要があると認識しましょう。

でも、そもそもなんで呼吸数が上昇するの？　そうですよね。そこが気になりますよね。じつは、**呼吸数の上昇は身体のマズい状態をなんとか打開しようという代償がはたらいている結果**なのです。

$$pH = 6.1 + \log[HCO_3^-]/[PaCO_2 \times 0.03]$$

こんな式、見たことないでしょうか。これはヘンダーソン・ハッセルバルクの式（Henderson-Hasselbalchの式）と呼ばれるものです。「ログ（log）って、もう……無理……」と思う方も、まぁまぁもう少しお付き合いください。

pHはきわめて狭い範囲でコントロールされ、通常は7.4±0.05の間で調整されています。そして、そこからズレようものなら全力で代償しようとはたらくのが身体の生理的な反応です。log内の分子である【HCO_3^-】が低下すれば、分母の【$PaCO_2 \times 0.03$】の部分を低下させようとするわけです。ショックなど循環不全の状態へ身体が傾くと、乳酸などの影響によって【HCO_3^-】が低下します（代謝性〔乳酸〕アシドーシス）。そうすると、$PaCO_2$は代償しようとこちらも低下するわけです。$PaCO_2$を低下させるためにはどうしたらよいですか？　そうです、呼吸回数や1回換気量を上昇させればよいですよね、ってことで、身体がなんだかマズい状況に傾いている際には、それを代償しようと呼吸数が上昇するのです。つまり、**呼吸数の上昇を見たら「マズい状態が潜んでいるのでは？！」と考える必要がある**のです。わかりました？

●呼吸数はどのように測定するべきか？

原則1分間の測定が推奨されていますが、呼吸様式が安定している場合には30秒以下でOKでしょう[6]。ここでポイントとなるのは、**呼吸数を測定していることを相手に察知されない**ことです。

みなさんも、「呼吸数を測定しますね」って前置きされたら、自身の呼吸を変化させてしまいそうですよね。血圧や脈拍、体温など、他の測定をしながら、または会話しながら呼吸数を呼吸様式と同時に確認してください。私は、**患者さんの呼吸を**

呼吸数は救急外来でも最も軽視されているバイタルサインで問題視されています[8]。歩いて来た患者さんで一見すると軽症そうに見えてもじつは……な症例ではだいたい呼吸数が上昇しています。いつどこでも軽視することなく意識することを心がけましょう。

真似し、異常を察知するようにしています。真似してみてなんだか速いな、浅いなと思ったらだいたい異常です。

● 呼吸数はなぜ軽視されてしまうのか？

　呼吸数はとにかくとても重要なんですが、残念ながら血圧や脈拍、体温と比較すると重視されず、カルテや看護記録に記載がないことも多いのが現状です[5]。バイタルサインの測定の不備が患者さんの予後に直結しているのですが、その代表的な項目が呼吸数といえます。みなさんは普段から呼吸数を意識し、看護記録に記載していたでしょうか？

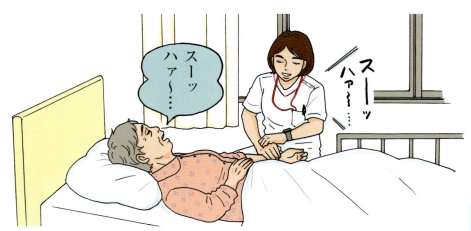

　呼吸数ってなんだか測るの面倒くさい、測るのに時間がかかる、こんな意見もありますが、それ以上に、**呼吸数の正確な測定方法や重要性を認識していない**ことが理由と考えられます[7]。本書を読んでいるみなさんなら、呼吸数の重要性は理解できましたよね？！　慣れてしまえば"ながら"で測定でき、呼吸数を意識するだけで患者さんのマズいサインをキャッチできますから、お得なバイタルサインなんです。

● 早期警告スコアリングシステム（EWSS）と呼吸数

　前回、NEWS（p.16表2）[9]に関しては簡潔にお話ししました。早期警告スコアリングシステム（EWSS）の代表がNEWSですが、**NEWS以外にも、世界には複数のEWSSが存在し、そのすべてに呼吸数は含まれているのでした。**「しつこい！」と言われてしまうかもしれませんが、とにかく呼吸数は超超重要なバイタルサインであり、急変を早期にキャッチ、さらには急変を起こさせないためには呼吸数を意識することが重要なのです。

　ときどき感じる「なんだかマズそう」、そういったときにまずは呼吸数に着目してみてください。だいたい速いはずです。「なんだかマズそう→呼吸数が速い→代謝性アシドーシスのサインかも？」、このように考えることができれば、「血圧や脈拍を測定してみよう」「意識状態を確認しよう」など、アセスメントをしたくなるはずです。慣れると瞬時にマズい患者さんをピックアップすることができるようになりますよ。

> qSOFA（quick SOFA）を知っていますか？　ICU以外の場所で敗血症か否かを判断するツールとして2016年に導入されました。呼吸数≧22回/分、意識（GCS＜15）、収縮期血圧（≦100mmHg）の3項目のうち2項目以上を満たすときに敗血症の可能性が高いと判断し行動することが推奨されています[10]。呼吸数、意識の2項目が含まれていますね。この2つのバイタルサインはとっっても大事ということがこれからもわかりますね。

第 2 回　バイタルサインの実践的解釈❶

バイタルサインのみるべきポイント 2

軽度の意識障害を見逃すな：呼吸数と意識は超大切！

●JCS、GCSで客観的に評価する

　呼吸数に熱くなりすぎましたね。まぁ、それだけ大事ってことでご容赦ください。

　次は、呼吸数と同じくらい大切なバイタルサインである意識レベルに関してです。重度の意識障害を認める場合には誰もがマズいと判断できると思いますが、"なんだかぼーっとしている"など軽度の場合には軽視されがちです。病棟で呼びかけても反応がない場合には焦ると思いますが、受け答えはあるもののなんだか活気がない、うとうとしている、そんなときにはどうするべきでしょうか？

　意識障害の実践的なアプローチは第11回で取り上げますが、**まずは客観的な評価をできるようになりましょう。Japan Coma Scale**（JCS、**p.150表 1**）、**Glasgow Coma Scale**（GCS、**p.150表 2**）、この 2 つが代表的な評価スケールであり、みなさんもきちんと判断できなければなりません。「なんだか意識が悪いんです」とリーダーや担当医へ伝えても、「どの程度？」と質問されることは目に見えていますよね。「10/JCS」「E 4 V 3 M 5 /GCS」など、客観的指標で伝達するようにしましょう。

●普段と比較してわずかな異変があれば、「意識障害あり」！

　意識状態は**普段と比較し、わずかでも異なれば「意識障害あり」と判断**しましょう。普段ハキハキと返答のある患者さんがなんだか受け答えに時間がかかる、呼びかけて開眼し会話は可能なものの目を離すとすぐに眠ってしまう（傾眠傾向）、このような場合にも「意識障害あり」と考え、対応することをお勧めします。

　日付を間違えるなどの見当識障害を認める場合には、**それは以前からか否か**を意識しましょう。入院前から認知症を認め、普段からそのような状況であれば、それは意識障害ではありませんよね。

　入院患者の意識障害の原因として、**せん妄**が挙げられます。日中は問題なかった高齢患者さんが、夜間に突然暴れ出したり、幻視や妄想を訴え興奮している、なにもないのに物をつかもうと宙に向かって手を動かしている、みなさんおそらく経験ありますよね。

　軽度のせん妄の場合には、認知症と誤解しかねませんが、この場合にも普段と異なるか否かに注目し、普段と違うようであれば意識障害としてまずは対応しましょう。また、興奮や不穏、徘徊といった過活動型せん妄の場合には、疑うことは容易であっても、無気力や会話量の低下など低活動型せん妄の場合には、「高齢だから、認知症だから、元気がないだけでは？」などと軽視しがちです。**意識障害の有無を客観的に、そして普段と異なるか否かに注目して正確に評価**するようにしましょう。せん妄のアセスメント・対応などは、のちほど取り上げます（第11回参照）。

バイタルサインのみるべきポイント3

普段との比較を意識せよ：デルタ値が大事！

　意識状態は普段と比較することが大切と述べましたが、意識以外のバイタルサインも同様です。みなさん、自分の普段の血圧や脈拍を把握していますか？　知ってるって？　それでは就寝中の脈拍は？　いやいや寝てるんだからわかるわけ……Apple Watchなどのスマートウォッチであればわかりますよね（正確性に関してはここではおいておいて）。

　外来診療などで患者さんの収縮期血圧が160mmHgと高かったら、すぐに降圧薬を開始する必要があるでしょうか。1～2か月に1度の診察、それもたった1回の測定で判断していいのでしょうか。「白衣高血圧」という言葉があるぐらい、医者の前など病院では血圧が高くなるものです。参考にはするものの、やはり注目したいのは**普段の血圧**、そう、家庭や仕事場での血圧ですよね。病院の血圧だけでなく、自宅など普段過ごしている環境でも血圧が高いということになると気にしないわけにはいかず、薬剤を含め介入が必要となります。

　それでは、入院中の患者さんの血圧はどのような点を意識しておくべきでしょうか。脳卒中などの急性期疾患で入院した場合には、ある程度の目標値は決められますが、例えば待機的な手術の術前の患者さん、敗血症治療後で全身状態は安定したもののリハビリ目的で転院調整中の患者さんでは血圧がいくつになったらマズいと判断すべきなのでしょうか。

　じつは明確な基準はないのですが、**普段の数値を知り、その値とのギャップが重要**でしょう。「120/87mmHg」という血圧は一見すると正常ととらえがちですが、普段の血圧が「160/100mmHg」の方と「120/80mmHg」の方では当然、対応は異なります。後者の場合には、普段どおりでまったく問題ないかもしれませんが、前者であれば明らかに血圧は低下しています。ショックかもしれないわけです。同様に、「82/48mmHg」という血圧を目にすると、「ショック？！」と考えがちですが、普段の収縮期血圧が80mmHg程度の方もいますよね。絶対的な数値のみで判断するのではなく、普段との比較、デルタ値を意識して行動できるようになると早期に適切な判断ができるようになるのです。前回お伝えした、5PのうちPatientですね。患者さんの普段のバイタルサインを事前に把握し対応することを心がけましょう。

　その他、脈拍や体温、SpO₂も同様です。今回の症例の高橋さんは平熱が35℃台でしたよね。**平熱から1℃以上上昇している場合には発熱と考え対応するべき**で、「37.1℃」というのは、「微熱で問題なし」というのは適切な判断ではありません。平熱が36℃台の人にとってみれば、38℃ぐらいの意味合いがあるんですから。

デルタとは、「変数あるいは関数の変量を表す記号」と『大辞林』（三省堂）では記載されています。ここでは普段のバイタルサインとの"差"という意味で理解してください。

私はApple Watchを利用していますが、就寝中の脈拍はしばしば40回/分台まで落ちています（今のところ健康体です）。一般的に50回/分以下は徐脈とされ、モニターの音が鳴ることもあるかもしれませんが、普段から就寝中や安静時に40回/分台の脈拍の方は少なくありません。事前にそれが把握できていれば、不用意な訪室は避けられますよね。

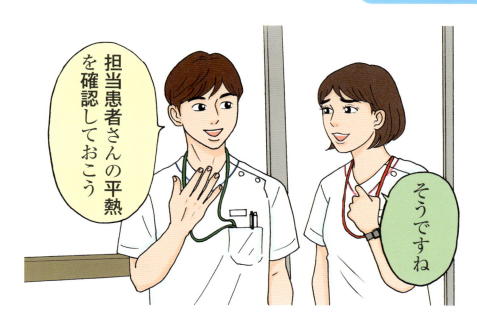

　　　　　　　　　＊

　今回も孫子の言葉から1つ紹介しておきます[11]。
「勝兵は先ず勝ちて而る後に戦いを求め、敗兵は先ず戦いて而る後に勝ちを求む」
　勝つ軍は不敗の態勢を築いてから戦いに臨むが、負ける軍は戦いに臨んでから勝利を求める、そんな意味です。なんとなくマズいなと感じたとき、それをそのままにしていよいよマズくなってから対応するのではなく、その時点でバイタルサインをきちんと確認し、現状を把握し態勢を整えることが、その後の患者さんの良好な経過へとつながります。根拠なく楽観視するのではなく、簡便で得られる情報が非常に多いバイタルサインを意識し、危険なサインをキャッチしてください。

今回の事例

今回の学びから よくなったね！

── とある日の夕方、病棟で ──

高橋さん、失礼します。夜勤を担当します高端です。お加減はいかがですか？

なんかかったるいね、熱っぽいかな。

そうですか（意識はしっかりしているけれど、呼吸数、速めかな）。ちょっと失礼しますね（橈骨に触れながら）。脈は少し速いですね。血圧も測ってみましょう。

GOOD! 呼吸数・意識をきちんと確認し、その他のバイタルサインを気にかけてますね。

私、普段の平熱が35℃台だから……。

そうなのですね。血圧は110/48mmHg、脈拍は100回/分ですね（普段もう少し血圧高めであったはず……脈も速めだ）。

GOOD! 数値を確認するだけでなく、普段との比較をしていますね。

（体温を測定する）37.1℃ですね。熱ありそうですね。食事はとれそうですか？

いや、食欲もないですね。

わかりました。一度、先生に診てもらいましょう。

── 高端ナースは笹元ナースに 高橋さんの様子を報告した ──

笹元さん、415号の高橋さんなんですが、倦怠感を訴えていて、バイタル確認したところ、呼吸数が28回/分と速くて、脈も100回/分、血圧110/48mmHgといった感じなんです。熱こそ37.2℃とたいして高くはないのですが、ちょっとぐったりしていて、担当の佐東先生に一度診察してもらおうと思うのですがどうでしょうか？

そうね。たしか高橋さん、普段体温35℃台だったし、血圧ももう少しあったものね。今のうちに一度診てもらいましょう。

はい！

30

〈引用文献〉

1. 谷島雅子，阿野正樹，鈴川正之：RRS（rapid response system）を活用した、院内急変時対応の部署別教育．日臨救医誌（JJSEM）2015；18（3）：506-511.

2. Schein RM, Hazday N, Pena M, et al. : Clinical antecedents to in-hospital cardiopulmonary arrest. *Chest* 1990；98（6）：1388-1392.
PMID：2245680　　DOI：10.1378/chest.98.6.1388

3. Buist MD, Jarmolowski E, Burton PR, et al. : Recognising clinical instability in hospital patients before cardiac arrest or unplanned admission to intensive care. A pilot study in a tertiary-care hospital. *Med J Aust* 1999；171（1）：22-25.
PMID：10451667　　DOI：10.5694/j.1326-5377.1999.tb123492.x

4. Franklin C, Mathew J : Developing strategies to prevent inhospital cardiac arrest : analyzing responses of physicians and nurses in the hours before the event. *Crit Care Med* 1994；22（2）：244-247.
PMID：8306682

5. Loughlin PC, Sebat F, Kellett JG : Respiratory Rate : The Forgotten Vital Sign-Make It Count！．*Jt Comm J Qual Patient Saf* 2018；44（8）：494-499.
PMID：30071969　　DOI：10.1016/j.jcjq.2018.04.014

6. Moore T : Respiratory assessment in adults. *Nurs Stand* 2007；21（49）：48-56.
PMID：17844906　　DOI：10.7748/ns2007.08.21.49.48.c4605

7. Philip K, Richardson R, Cohen M : Staff perceptions of respiratory rate measurement in a general hospital. *Br J Nurs* 2013；22（10）：570-574.
PMID：23752455　　DOI：10.12968/bjon.2013.22.10.570

8. Satoh K, Okuyama M, Nakae H : Association Between the Simplest Clinical Factors and Emergency Department Dispositions : A Retrospective Observational Study. *Cureus* 2021；13（1）：e12844.
PMID：33633883　　DOI：10.7759/cureus.12844

9. Royal College of Physicians : National Early Warning Score（NEWS）2.
https://www.rcp.ac.uk/improving-care/resources/national-early-warning-score-news-2/（2025.1.20アクセス）

10. Singer M, Deutschman CS, Seymour CW, et al. : The Third International Consensus Definitions for Sepsis and Septic Shock（Sepsis-3）.
JAMA 2016；315（8）：801-810.
PMID：26903338　　DOI：10.1001/jama.2016.0287

11. 守屋淳：最高の戦略教科書 孫子．日本経済新聞出版社，東京，2014.

第 3 回
バイタルサインの実践的解釈❷

第3回の授業では、測定したバイタルサインを総合的に判断し、目の前で起こっている病態と統合できるようになることを目標とします。測定したバイタルサインから次に起こすべきアクションが判断できなければ、患者さんが発するサインに応えることはできません。

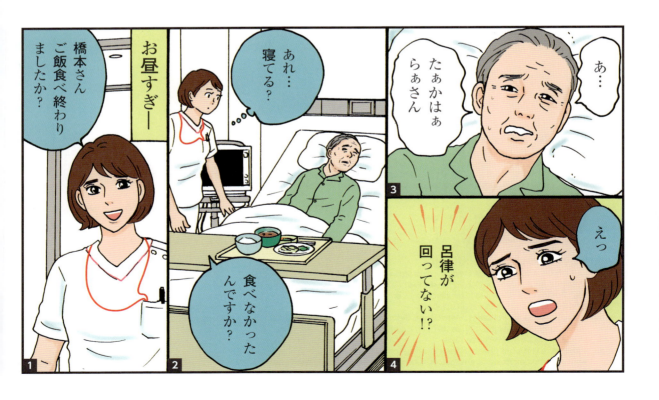

第 3 回　バイタルサインの実践的解釈❷

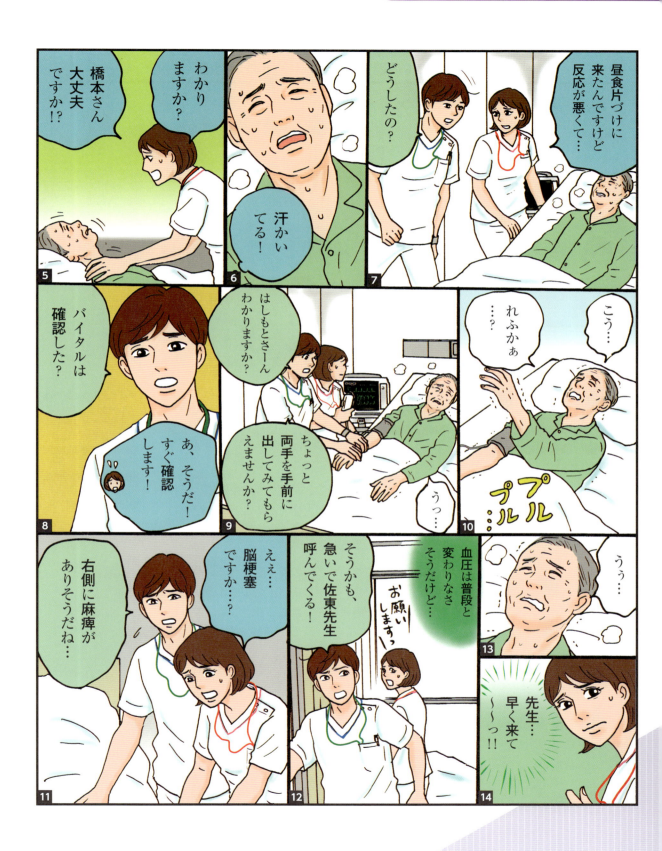

今回の事例(つづき)

――― 急変発生の1時間前、とある病棟のお昼前 ―――

高端ナース:　橋本さん、失礼します。

橋本さん:　……。

高端ナース:　橋本さん、橋本さん！

橋本さん:　あ、はい、はい……。

高端ナース:　(ほっ、反応はあるか)橋本さん大丈夫ですか？

橋本さん:　え？　あ、はい、大丈夫……。

高端ナース:　昼食ここに置いておきますからね。

● バイタルサインのみるべき4つのポイント（復習）

第2回でバイタルサインは急変対応の際に非常に大切なのは理解できたと思いますが、**そもそも急変させない、早期に異変をキャッチするためにはバイタルサインを的確に評価することが重要**でした。

第2回では4つのポイント（枠外参照）のうち、呼吸数、意識状態の重要性、そしてそれらを含むバイタルサインを普段と比較することが大切であることを学びました。

今回は、測定したバイタルサインを総合的に判断し、目の前で起こっている病態と統合できるようになることを目標としています。測定したバイタルサインから次に起こすべきアクションが判断できなければ、患者さんが発するサインに応えることはできませんよね。

> ● バイタルサインのみるべき4つのポイント
> ❶ 呼吸数を意識せよ
> ❷ 軽度の意識障害を見逃すな
> ❸ 普段との比較を意識せよ
> ❹ 総合的な判断を

第 3 回　バイタルサインの実践的解釈❷

バイタルサインのみるべきポイント4
総合的な判断を：バイタルサインを統合し病態を推測せよ！①体温×脈拍数（心拍数）

●体温が1℃上がると脈拍はどうなるの？

　みなさん、体温が上がった際に脈拍はどうなるかわかりますか？　インフルエンザや新型コロナ、または何らかの発熱をきたす感染症にかかったことのある方であればわかりますよね。発熱に伴い心拍数が上がることはあっても、下がることはありません。**一般的に体温が1℃上昇すると心拍数は18回/分程度増加します**[1]。

体温が1℃上昇⇒心拍数が18回/分程度増加

　みなさんの普段の体温と脈拍は、どの程度でしょうか。おおむね36.0℃、60〜70回/分といったところでしょうか。そうすると、38℃の発熱の場合には100回/分、39℃の場合には110〜120回/分程度まで脈拍は上昇しますよね。もちろん個人差があるため絶対的なものではありませんが、平均的な数値を頭に入れておかなければ異常を察知できないため、おおよその目安として**表1**は覚えておきましょう（「体温が○℃まで上がれば、だいたいこれぐらい脈拍も上がるよね」って感じで）。

　例えば、担当の患者さんが120回/分の頻脈を認めたとします。その際、39℃程度の発熱を認めていれば、体温が上昇したことによる脈拍の上昇と考えられるわけです。それに対して、体温に変化がないにもかかわらず脈拍だけ上昇している場合には、それは**不整脈**かもしれません。

[表1]発熱と脈拍の関係

体温（℃）	相応する脈拍（回/分）
41.1	150
40.6	140
40.0	130
39.4	120
38.9	120
38.3	110

（文献1より引用）

例：患者さんが120回/分の頻脈、39℃程度の発熱を認めたら、体温の上昇による脈拍の上昇と考えられる

136ページの「最大心拍数はどのくらい？」も参考にしてください。

●薬剤や不整脈の影響は？

　入院中の多くの患者さんは高齢者です。数種類、場合によっては10種類以上の薬を内服している方もめずらしくありません。**β遮断薬などの心拍数を抑える薬**が入っている場合には、発熱時にも心拍数が上昇しないこともあり、常に薬の影響を考える必要があります。

　また、**房室ブロック**などの不整脈を認める場合も、心拍数を上げたくても上げられない状態ですので要注意です。表1の関係は、あくまで心拍数を抑える薬の内服がなく、また不整脈がない場合の一般的な指標ですのでご注意を。

●相対的（比較的）徐脈とは？

厳密な定義は少し異なりますが、**39℃以上の発熱を認めるにもかかわらず、脈拍が110回/分未満の場合を相対的徐脈**と呼びます。なぜ、このような名前がついているのか。それには訳があります。相対的徐脈の場合には、発熱の原因が推定できることがあるのです。**レジオネラ症**や**薬剤熱**、さらには**新型コロナウイルス感染症**などが代表的であり、絶対的な指標ではないものの、相対的徐脈の存在から原因を想起することができれば、鑑別に役立つため意識しておくことをお勧めします。

注意事項として39℃未満の場合、β遮断薬など心拍数を抑える薬や房室ブロックなど徐脈を引き起こす不整脈を認める場合には、そもそも発熱と脈拍の関係（p.35 表1）を適用できませんので、個別に考える必要があります。

バイタルサインのみるべきポイント4

総合的な判断を：バイタルサインを統合し病態を推測せよ！②血圧×脈拍数（心拍数）

●ショックのときのバイタルはどうなる？

突然ですが、ショックのときにはどのようなバイタルサインになるでしょうか。血圧が下がる、これはイメージできると思いますが、それよりも前に察知し介入したいですよね。**表2**は出血量に応じたバイタルサインの変化を表したものです[2]。ポイントは、**収縮期血圧が下がる前に心拍数（脈拍数）が上昇し、さらにその前に起立性変化（臥位から座位、座位から立位）で心拍数が増加する**という点です。人間の身体はよくできていて、血圧を維持するために心拍数を上げ対応しているわけです。

ショックの定義を"血圧の低下"と認識してしまうと、その際にはすでに循環血漿量の30%以上の出血を認めているため、介入が遅くなってしまうことがわかります。血圧が下がる前にショックの存在を認識し介入できるようになるためには、患者さんのバイタルサインを単一の項目で判断するのではなく、総合的に判断すること、ショックの認識においては**脈拍数と収縮期血圧に注目**するとよいでしょう。

[表2] 出血量とバイタルサイン

推定出血量（循環血漿量に対する割合）	<15%	15〜30%	30〜40%	40%<
起立性変化	脈拍数増加 ≧30/分	収縮期血圧低下 ≧20mmHg	拡張期血圧低下 ≧10mmHg	拡張期血圧低下 ≧10mmHg
脈拍（回/分）	<100	>100	>120	>140
脈圧	正常	低下	低下	低下
収縮期血圧	正常	正常	<90mmHg	<70mmHg

（文献2より引用）

> ショックを"血圧の低下"ととらえていると、ここで気づくことになる

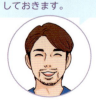

> 心拍数と脈拍は、たいていの場合は一致するのですが必ずしもそうとは限りません。心拍数というのは実際に心臓が拍動している数であり、脈拍数とは全身の動脈に生じる拍動数です。不整脈などが生じると、「脈拍数＜心拍数」となることがあります。患者さんの心音を聴いたり、モニターの心拍数を確認しながら動脈を触知してみてください。
> 本書では、みなさんが実際に患者さんの脈拍を触知し確認する場面では脈拍数と記載し、聴診や心電図などの記載の場合には心拍数としておきます。

第 3 回 バイタルサインの実践的解釈❷

●ショックインデックス（SI）を活用しよう

"脈拍数/収縮期血圧"を**ショックインデックス（Shock Index：SI）**と呼び、これが**0.9**を超える場合には要注意と覚えておきましょう。通常、脈拍数が60回/分、収縮期血圧が100〜120mmHg程度であれば、0.5〜0.6程度ですよね。これが0.9を超えている場合には、たとえ血圧が保たれていたとしても、「マズい状態かも？」と認識し精査する必要があります。

例
血圧：110/54mmHg、心拍数：120回/分 → SI = 120/110 = 1.09＞0.9
→「血圧が保たれているから大丈夫！」ではなく、「ショックかもしれない？！」と考え、全身観察をしよう！

●血圧が低いのに、脈まで遅い場合には？

"血圧が下がる前に心拍数を上げて血圧を維持しようとする"、これが人間の生理的な反応でした。それでは、血圧が低いにもかかわらず心拍数が上昇しない（ショック＋徐脈）場合には、どのようなことを考えればよいのでしょうか。

わかりやすい例としては、発熱時に心拍数が上がらないのと同様に、**β遮断薬などの薬剤によって上げることができない**というものがあります。これはイメージしやすいですよね。それ以外にも**表3**のとおりいくつか原因があり、特に①〜③はぜひ覚えておいてください。頻度が高いのは、**薬剤性**や**血管迷走神経反射**ですが、早期に介入が必要なのは①〜③です。薬剤性や血管迷走神経反射の場合には、様子をみることで症状の改善が期待できることも多いですが、①〜③は即介入が必要な病態ですからね。**"ショック＋徐脈"を認識したら、心電図を確認しつつ即コール**、このように覚えておきましょう。

［表3］ショック＋徐脈の原因

①	**高カリウム血症**
②	**徐脈性不整脈**
③	**下壁梗塞（右室梗塞）**
④	薬剤（β遮断薬など）
⑤	低体温
⑥	血管迷走神経反射
⑦	神経原性ショック
⑧	副腎不全、粘液水腫クリーゼ

早期介入が必要な①〜③は必ず覚えておこう

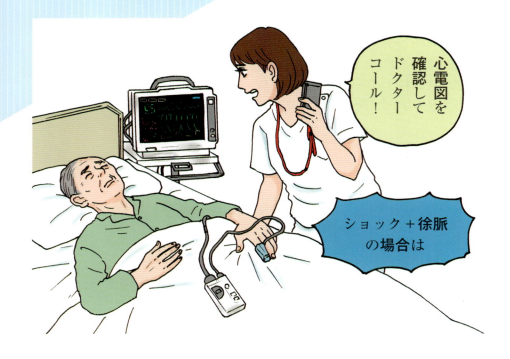

バイタルサインのみるべきポイント4
総合的な判断を：バイタルサインを統合し病態を推測せよ！③意識×血圧

　意識が悪い患者さんをみたら、どのような原因を考える必要があるのでしょうか。"意識の問題だから脳梗塞などの頭蓋内疾患だろう"と考えていませんか？ 「すぐにCTをぉ〜」って叫びたくなりますが、ちょっと待って、その前にいくつか確認することがあります。

●意識障害の原因は？

　意識が悪くなる病気・病態はどのようなものがあるでしょうか？ 脳梗塞や脳出血などの頭蓋内疾患ももちろん原因となりますが、それ以外にも低血糖や電解質異常、さらには発熱をきたすような感染症でも反応が乏しくなることはありますよね。入院中の高齢者が発熱を認め、ぐったりしている場面は、みなさんもよく遭遇すると思います。

　意識障害の原因は、AIUEOTIPS（p.152表3）という覚え方が有名です[3]。頭蓋内疾患以外に多岐にわたるな、ということがよくわかりますよね。具体的な鑑別方法は第11回で取り上げますが、今回は意識障害の原因が頭蓋内疾患なのか否か、これをベッドサイドで判断できるようになりましょう。

●頭蓋内疾患らしいバイタルサインは？

　意識障害の原因が頭蓋内疾患らしいか否かは、おおよそバイタルサインで判断ができることを覚えておきましょう。脳梗塞や脳出血が起こると、虚血や出血の影響

で頭蓋内圧が上昇します。脳が腫れるイメージですね。そうすると圧が高いがゆえに、心臓から駆出された血液をなんとか脳へ回そうと、体は血圧を上げて脳血流を維持しようとします。つまり、**頭蓋内疾患が引き起こされた場合には、収縮期血圧は上昇するのが一般的**なのです。

意識障害をきたした患者さんを前にして、バイタルサインを確認し、収縮期血圧が高い（一般的に160mmHg以上）場合には頭蓋内疾患らしいと判断します[4]。また、**瞳孔所見**も重要です。対光反射が消失している、1mm以上の不同が新規に認められる場合には、頭蓋内疾患らしい所見です（**p.40表4**）。

● stroke mimicsとは？

意識障害を認める、片麻痺を認める、呂律が回っていない（構音障害）など、**一見すると脳卒中を疑うにもかかわらず、じつはその原因が脳卒中以外**ということが少なくありません。それらをstroke mimicsと呼びますが、どのような疾患を考える必要があるのでしょうか。

代表的な疾患として、①低血糖、②大動脈解離、③てんかんなどによる痙攣/痙攣後、④頭部外傷、⑤髄膜炎/心内膜炎、⑥肝性脳症、⑦薬剤性などが挙げられます。低血糖でも、麻痺などあたかも脳卒中を疑わせる症状が出ることがあるのです。そのため、頭蓋内疾患を疑っても常にstroke mimicsの可能性は意識しつつ、特に血圧が高くない場合には積極的に脳卒中以外も鑑別に入れ、対応する必要があります。

ここで、前回の「**③普段との比較を意識せよ**」も意識できると完璧です（p.28参照）。血圧も個人差がありますよね。頭蓋内疾患による意識障害は、収縮期血圧が160mmHg以上であるともっともらしいのですが、普段から160mmHgであれば変化がないことになります。また、普段90mmHg程度であれば、130mmHgでも十分上昇していると判断できるでしょう。デルタ値（普段との差）、意識してみてください。

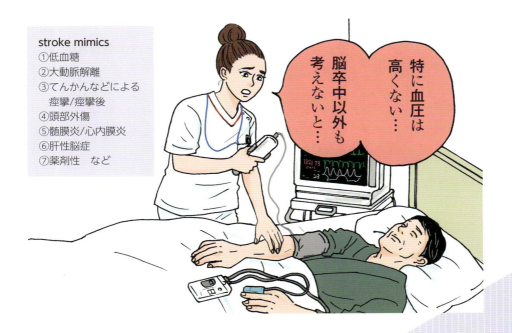

[表4]意識障害×頭蓋内疾患

収縮期血圧(mmHg)	尤度比
～90	0.03
90～99	0.08
100～109	0.08
110～119	0.21
120～129	0.45
130～139	1.50
140～149	1.89
150～159	2.09
160～169	4.31
170～179	6.09
180～	26.43

瞳孔	尤度比
対光反射の消失	3.56
1mm以上の不同	9.00

収縮期血圧が160mmHg以上の場合、頭蓋内疾患の可能性が高くなる

今回も孫子の言葉から1つ紹介しておきます[5]。

「迂を以って直となし、患を以って利となすにあり」

遠回りを近道に変え、憂いごとを利点に逆転させる、という意味です。意識障害というと頭部CTを撮影すればいいのではないか、そのために患者さんをCT室へ移動させることを急いでしまいそうですが、**まずはベッドサイドでバイタルサインとともに血糖値を確認することを徹底しましょう。**頭部CTはどんなに急いでも数十分はかかり、また人手を要します。それに対して、血糖値は簡易血糖測定器でパッと測れば、すぐに結果がわかりますよね。

Column   冷汗をみたら

みなさんは、冷汗をかいている患者さんをみたことがあるでしょうか。冷汗は交感神経が賦活しているサインであり、患者さんの発する危険なサインであるため、冷汗をみたらギアを上げて対応する必要があります。

原因として、下表の疾患が代表的です。どれも緊急度が高い疾患ばかりですよね。病棟で中毒に出会うことはまずないとは思いますが、それ以外は遭遇するかもしれません。**なんだか訴えがはっきりしないけれども冷汗を認める**、そんな場合にはぜひ考えてみてください。

[表]冷汗をみたら疑う主な疾患

- 急性冠症候群(特にSTEMI)
- 低血糖
- 離脱症候群
- 中毒(有機リン、交感神経刺激薬など)
- ショック
- 強い痛み

第 3 回 バイタルサインの実践的解釈❷

今回の事例

今回の学びから よくなったね！

――― とある病棟のお昼前 ―――

橋本さん、失礼します。

……。
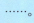

橋本さん、橋本さん！

あ、はい、はい……。

（ほっ、反応はあるか）橋本さん、大丈夫ですか？

え？　あ、はい。大丈夫……。

（なんだか反応が普段よりも悪いなぁ……こういうときは、まずはバイタルサインを確認）橋本さん、血圧とか測りますからね。

GOOD!
客観的に評価するためにバイタルサインをまずは確認する姿勢、goodです。

――― 高端ナースはバイタルサインを測定した。 ―――

（血圧130/62mmHg、脈拍100回/分、呼吸数 16回/分、SpO$_2$ 97%。体温は……35.4℃、普段と比較して少し脈が速く、体温が低めかな……）橋本さん、わかりますか？ちょっと血糖値測らせてくださいね……あ、血糖値34mg/dL!!!　低血糖だ。

GOOD!
バイタルサインを普段と比較し、血糖値を確認。すばらしい！

――― 高端ナースは先輩の山咲ナースに電話した。 ―――

橋本さんの血糖値34mg/dLで低血糖です。

え？　あ、そういえば橋本さん、今日から朝のインスリンの量増えてたよね。

確かに……それが原因か……担当医の佐東先生にすぐ連絡します！

この場で低血糖と認識できれば、その後の麻痺や構音障害を認めることなく対応可能ですよね。

〈引用文献〉
1. Cunha BA：The diagnostic significance of relative bradycardia in infectious disease. Clin Microbiol Infect 2000；6(12)：633-634.
   PMID：11284920　　DOI：10.1046/j.1469-0691.2000.0194f.x
2. McGee S, Abernethy WB 3rd, Simel DL：The rational clinical examination. Is this patient hypovolemic？. JAMA 1999；281(11)：1022-1029.
   PMID：10086438　　DOI：10.1001/jama.281.11.1022
3. 坂本壮：救急外来 ただいま診断中！．中外医学社，東京，2015.
4. Ikeda M, Matsunaga T, Irabu N, et al.：Using vital signs to diagnose impaired consciousness：cross sectional observational study. BMJ 2002；325(7368)：800.
   PMID：12376438　　DOI：10.1136/bmj.325.7368.800
5. 守屋淳：最高の戦略教科書 孫子．日本経済新聞出版社，東京，2014.

第 4 回
院内心停止の対応：
早期に認識し適切な介入を！

院内での心停止の第一発見者として最も頻度が高いのは看護師です。
心停止症例に的確に対応し、患者さんの救命につなげましょう。

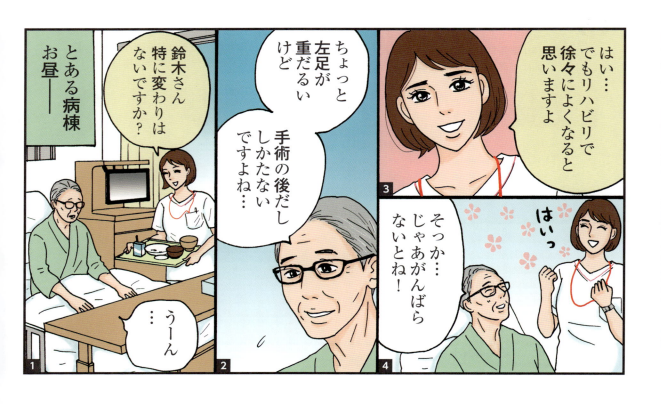

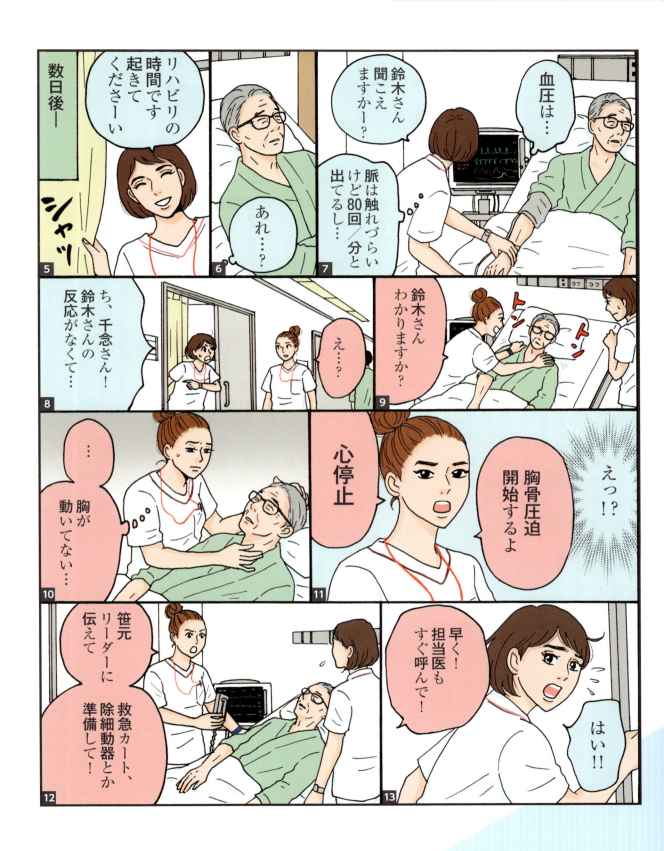

院内心停止の現状

●心停止を発見するのは、看護師であることが多い

みなさん、"心停止"と聞くとどのようなイメージがあるでしょうか。病棟勤務の方は、コードブルーなどの院内急変コールなどが鳴って駆けつけてみたら……そんな情景が思い浮かぶかもしれません（第1回の冒頭の漫画のイメージ）。

当たり前ですが、心停止を誰かが発見し、人を集め対応しているわけですが、じつは**心停止の第一発見者として院内で最も頻度が高いのはみなさん、看護師なのです**[1,2]。医師は、外来、検査、手術などで病棟に不在であることも多いものです。それに対してみなさんは、配属された病棟を常時守っているわけですから、おのずと急変時の現場に遭遇する頻度も高くなり、心停止症例も例外ではありません。みなさんの施設でも、院内急変コールを要請するのは看護師であることが多いですよね？！

●院内心停止の頻度は？

院内心停止はどのぐらいの頻度で起こっているのでしょうか。本邦の急性期病院のデータでは、**入院患者が心停止となるのは約4％**、そのうち、**少なくとも1回以上の心肺蘇生を受け、院内心停止と判定された患者が12.9％**と報告されています[3]。

これは、入院1,000件あたり5.1人の発生率ですから、決してめずらしい数ではありません。もちろん勤務する病棟によって発生率は異なります。小児よりも高齢者、非心疾患患者よりも心疾患患者のほうが発生率は高くなりますから、一般の小児病棟に勤務する看護師よりも、循環器病棟に勤務する看護師のほうが、院内心停止症例に遭遇する頻度は高いでしょう。

> ●**最期を迎える場所**[4]
> ▶院内死亡：83％
> （2005年）→75％
> （2017年）
> ▶介護施設死亡：2％
> （2005年）→10％
> （2017年）

●院内心停止患者の生存率は？

院内心停止患者の生存率は増加傾向にあるものの、12.7％と決して高くありません[3]。これは、院外心停止と比較し院内心停止では、何らかの急病で入院している高齢者が多いことが挙げられます。

生存率が上昇しているのは、高齢化が進み、総死亡は増えているものの、**施設や在宅で最期を迎える方が徐々に増加し、病院で亡くなる方が減っていること**、事前**指示（DNARなど）、院内迅速対応システム（例：RRS）の普及**などが影響していると考えられます。

第 4 回　院内心停止の対応

院外心停止の予後を規定するものは何？

院内心停止の前に、院外心停止の場合で考えてみましょう。

救急外来で遭遇する院外心停止の場合には、発見時から病着（病院到着）までの経過でおおよその予後が判断できてしまいます。救急医として診ている点は、**目撃者の有無**、**初期波形**、そして**救急隊接触時から病着までの経過**です。

❶目撃があるか否か

心停止の原因が何であれ、心停止してから介入なく数十分以上経過してしまっては、救命することはまずできません。そのため、**目撃があるか否か**は非常に重要な点となります。

> 例
> ● 突如倒れて心肺停止状態→救命できるかも？！
> ● 発症時間不明で倒れているところを発見され心肺停止→予後不良？！

❷初期波形

初期波形も重要です。ショックの適応がある**心室細動（VF）**や**無脈性心室頻拍**では、心筋梗塞など急病が原因の可能性が高く、介入の余地がありますが、ショックの適応のない**無脈性電気活動（PEA）**や**心静止（asystole）**では、基礎疾患の進行や急病発症からしばらく時間が経っていることが予想されます。

> 例
> ● 初期波形がVF→救命できるかも？！
> ● 初期波形が心静止→予後不良？！

❸救急隊接触時から病着までの経過

院外心停止の場合には、通常病着までに10分程度は時間がかかります。地域によってはもう少し時間がかかってしまうこともあるでしょう。その間、救急隊が胸骨圧迫や気道確保、場合によってはアドレナリン投与や除細動を試みますが、病着時までに自己心拍再開（return of spontaneous circulation：ROSC）していなければ厳しいことが予想されます。

> 例
> ● 救急隊接触時はVFだったが、胸骨圧迫、除細動など行い自己心拍再開→救命できるかも？！
> ● 救急隊接触時から病着時まで心静止継続→予後不良？！

本来であれば、心停止の原因を意識し、患者背景なども考慮して対応したいところですが、院外心停止患者は、初診のことも多く、背景や病歴が不明なことも少なくありません。心停止患者の対応を行っている救急隊に、根掘り葉掘り患者情報を聞くことはできませんからね。

日本の救急隊は基本的には3人1チームで活動しています。心停止患者の対応を現場で行う場合、1人は胸骨圧迫、もう1人は気道確保を行い、さらに静脈路を確保しアドレナリンを投与するためにはもう1人必要ですね（そして病院へ移動するためには運転しなければなりません）。このような状態の救急隊からの電話にあれやこれやと問いただしてはいけません。必要事項をパッと聞いて、とっとと受けて、スパッと切るのです。

院内心停止の予後を規定するものは何？

　それでは院内心停止患者ではどうでしょうか。院外心停止と比較してどのような点が異なるでしょうか。入院しているわけですから、院外と比較すると医療者の観察やモニターによって異変に早期に気づきやすいはずです。また、発見するのは非医療者よりも医療者のほうが多く、早期に適切な介入ができそうです。入院しているのですから、患者背景は把握できているでしょう。これらからは、院内心停止が院外心停止よりも予後が良好な印象を受けますが、前述のとおり、じつはそうではありません。なぜだかわかりますか？

　いくつかの理由がありますが、入院患者の多くは高齢者で、何らかの基礎疾患があることがほとんどです。心停止後、心拍再開にかかわる因子として、**慢性腎臓病(CKD)** や **慢性閉塞性肺疾患(COPD)** は独立した予後不良因子であることが報告されています。また、院内で発症しうる**敗血症性ショック**も同様です[5]。

　院外心停止と比較すると、早期に適切な介入ができる点はプラスにはたらきますが、普段の状態が院外よりも院内心停止患者のほうが不良であることが、予後に直結していると考えられます。また、初期波形も院外心停止と比較するとショックの適応のない心停止(心静止・PEA)が多く、これもまた予後不良因子です[5,6]。

　以上から、院内心停止患者に対して、みなさんがまず意識しておくことは以下の3点となります。

①院内心停止のリスクの見積り
②心停止の早期認識
③心停止への適切な介入

　今回は、心停止時に胸骨圧迫などの心肺蘇生法を行わない意思決定がなされている患者(心停止時DNAR、第12回参照)への対応は割愛し、急性期の患者で救命処置を施す患者への対応をまとめます。

院内心停止の予後規定因子1

院内心停止のリスクの見積り

　急変対応の5Pを覚えているでしょうか[7]。そのなかの⑤予測(Prediction)で、院内心停止の予後予測スコアとして「**GO-FAR Score**」(p.15表1)を紹介しました。13項目からなり、絶対的なものではありませんが、1つの目安として受け持ち患者で計算してみるとよいでしょう。

　例えば、施設入所中(ADLは杖歩行)の80歳の男性が肺炎で入院になったとします。酸素が数リットル必要な状態とすると、その時点で「9点」となり(内訳は欄外参照)、機能良好(CPC1)で退院する可能性は「3〜15％」と評価され、菌血症(血液培養陽性)や臓器障害(腎機能障害や肝障害など)を伴っている場合には、リスクは一段上昇し、機能良好で退院する可能性は1〜3％となります。

　リスクを事前に見積り、対策を講じなければ予防することはできません。みなさ

●急変対応の5P
❶目的(Purpose)：
　入院の目的・理由は？
❷患者(Patient)：
　患者さんはどんな人？
❸方針(Policy)：
　今後の方針は？
❹問題点(Problem)：
　現在の問題点は？
❺予測(Prediction)：
　急変する可能性ってある？

【CKD】chronic kidney disease
【COPD】chronic obstructive pulmonary disease

●文中の例の点数の内訳
年齢(6点)＋非心臓疾患(7点)＋施設からの入院(6点)＋呼吸不全(4点)＋肺炎(1点)＋入院時神経学的に無傷か軽微な障害(−15点)＝9点

【CPC】cerebral performance category：脳機能カテゴリー
CPC1：機能良好
CPC2：中等度障害
CPC3：高度障害
CPC4：昏睡
CPC5：死亡もしくは脳死

んは、1日に複数人の患者さんを担当することと思います。**それぞれのリスクを見積り、注意深くみるべき患者は誰なのか、日々意識するようにしてください。**「高齢だけど元気そうだから大丈夫そうね」「もともと寝たきりで食事摂取量も減少しているから厳しそうね」だけでは不十分ですよ。

　リスクの見積りを怠ると、心停止など急変に遭遇しても、「まさか、だってさっきまで元気だったのに……」と状況を理解し、行動するまでに時間がかかってしまいます。

院内心停止の予後規定因子2
心停止の早期認識

　みなさんは、心停止患者の対応を実際に行ったことがあるでしょうか。胸骨圧迫を行ったことがある方はいるかもしれませんが、自身で心停止を認識し、人を集め、やるべきことをリーダーとして指示した経験は……まだない方も多いですよね。**看護師であるみなさんは、リーダーとなり、心停止患者の初療を的確に行っていただきたいと思っています**。え、まだ心停止の対応なんてわからない……と思う方、大丈夫です。そのための本書ですから。いかにして心停止を察知し、まずやるべきことをここではまとめておきます。

　目の前の患者さんが心停止か否か、みなさんは瞬時に判断できますか？　モニターを見ればわかる、頸動脈を触れればわかる、本当にそうでしょうか。

●心停止の4つの波形

　心停止の際の波形は、①**心静止**(asystole)、②**無脈性電気活動**(pulseless electorical activity：PEA)、③**心室細動**(ventricular fibrillation：VF)、④**無脈性心室頻拍**(pulseless ventricular tachycardia：pulseless VT)の4つに大別されます（**図1**）。

　このうち、①・③・④は波形と一対一対応ですから、目に焼きつけて覚えましょう。②のPEAは、心停止のうち波形が①・③・④でないものすべてを包括します。

　実際には心室細動であるものの、振幅が小さく、心静止のように見えてしまうことがあります（「fine VF」なんていったりします。**p.48図2**参照）。**心静止とVFではその後の対応が異なる**ので、心静止と初見で判断しても、本当に心静止か、VFの可能性はないかは確認しましょう。モニターの感度を上げたり、誘導を変更したりして確認します。1人では対応が難しいため、人を集めてからでOKです。

[図1] **心停止の4つの波形**

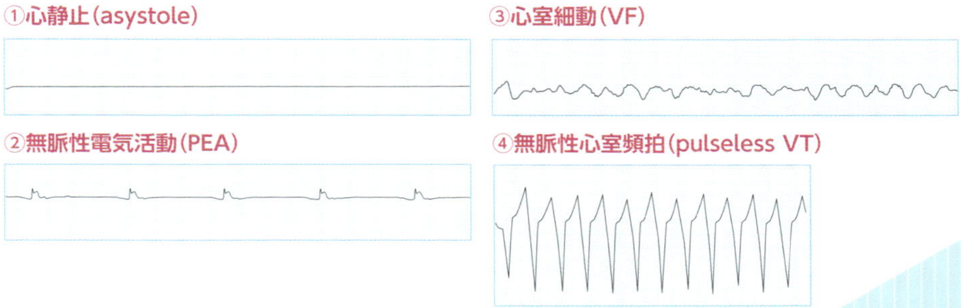

①心静止(asystole)

③心室細動(VF)

②無脈性電気活動(PEA)

④無脈性心室頻拍(pulseless VT)

「無脈性」とは脈が触れないことです。

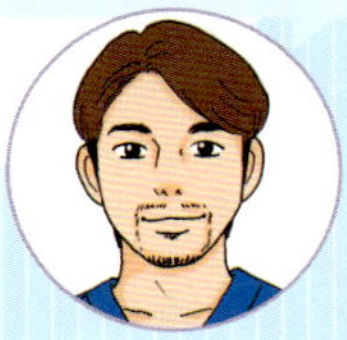

[図2] fine VFの波形

● 心室細動だが、振幅が小さく、心静止のように見えてしまう。

●モニターでは心停止は判断できない

　よくドラマで見るモニターの横一直線の波形、「ご臨終です」ってあの場面、これは心静止を示し、誰もが判断はたやすいと思います。

　それでは、PEAではどうでしょうか。心静止やVF、VTはモニターの波形でわかりやすいですが、PEAは心停止であるものの、特徴的な波形でないのが特徴です。**つまり心停止の状態では、どんな波形でも、心拍数がいくつと表示されていても、波形が心静止、VF、VTでなければ、それはすべてPEAです**。波形以上に"心停止である"という事実を認識することが最優先となり、モニターを眺めていただけではダメなのです。

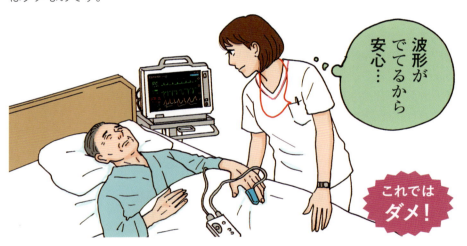

　ナースステーションでモニターが鳴って見てみるとVT、「え？　○○さんVT？！」とあわてふためいていると、先輩ナースから「歯みがきよ！」って言われたことはないですか？　患者さんのところへ駆けつけてみると、鏡の前でシャカシャ

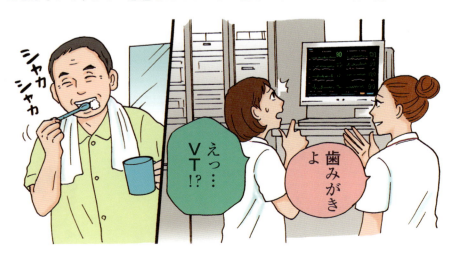

力歯みがき、これ、ときどきありますよね。モニターのみで判断してはいけないのです。

●心停止の判断は？

　心停止か否かなんて見ればわかるじゃないか、そんなふうに思っている方はいないでしょうか。亡くなっている方なら脈も触れないし、四肢も冷たいのでは？　そう思う方もいるでしょう。もちろん、心停止後しばらくすればそのような状態になりますが、今回意識していただきたいのは、**心停止後早期の患者さんをいかにして認識するか**ということです。もちろん脈は触れませんが、四肢はまだ温かいことはいくらでもあります。

　まずは、成人の一次救命処置（BLS）を頭に入れましょう（**図3**）。認識にかかわる部分は図の1〜4の部分です。確認すべきことは非常にシンプルであり、**反応はあるか（意識状態の確認）、正常な呼吸・確実な脈拍があるか（呼吸・脈拍の確認）**です。それぞれの注意事項を理解しましょう。

　ちなみに、1の安全確認は、**周囲の安全、自身の感染対策**を指します。院内で周囲の安全を気にかけないといけない場面は少ないですが、感染対策としてスタン

【BLS】basic life support

[図3] 『JRC蘇生ガイドライン2020』医療用BLSアルゴリズム

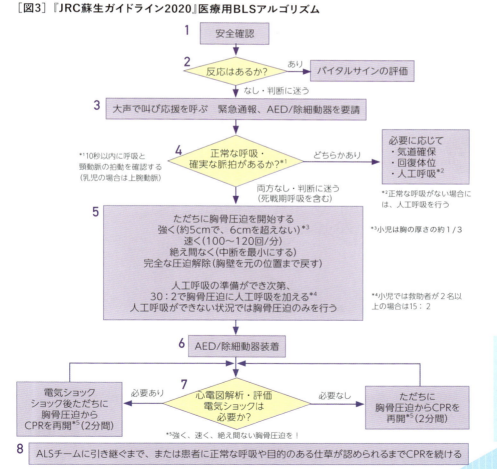

（一般社団法人 日本蘇生協議会：JRC蘇生ガイドライン2020. 医学書院, 東京, 2021：51. より許諾を得て転載）

【AED】automated external defibrillator：自動体外式除細動器
【ALS】advanced life support：二次救命処置

ダードプリコーション(標準予防策)などをきちんと行うことは重要です。最初に対応する者は、手袋・マスクなど最低限の対応となることも多いですが、応援に駆けつけた者が準備でき次第交代し、管理を徹底しましょう。

✓反応はあるか？：意識状態の確認

意識の確認は**図4**のように行います。声かけして、すみやかに反応があれば問題ありませんが、そうでなければ**必ず両肩を叩きながら意識を確認します**。片方の肩などでは、麻痺がある場合などはっきりしないこともあるため、両肩を叩いて反応を確認することを癖づけましょう。心停止直後には痙攣を認めることがあり、**ピクつくなどの動きが見られても反応ありと安心してはいけません**。反応がない、または判断に迷ったら、すぐに応援を呼びましょう。

応援を呼ぶ際には、**人手だけでなく、除細動器（またはAED）、緊急カートも手配しましょう**。自身が働いている部署のどこに、除細動器や緊急カートがあるかわかりますか？　緊急カートの中には何が入っているか知っていますか？　救急外来や集中治療室、循環器病棟などでは使用する頻度が高いことから、これらを把握しているとは思いますが、使用頻度が高くない場所では意外と知らないこともあるでしょう。院内の急変はいつどこで起こるかわかりませんから、必ず確認しておきましょうね。緊急カートの中の薬品の使用期限が過ぎていた、AEDの電源が入らなかった、こんなことは絶対に避けなければなりません。

[図4] 意識の確認→反応がなければ人を呼ぶ

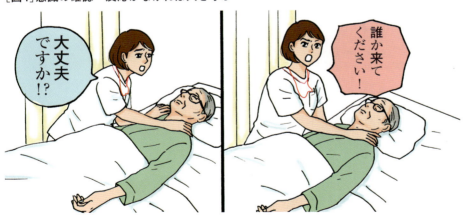

✓正常な呼吸・確実な脈拍があるか？：呼吸・脈拍の確認

意識の次は、呼吸・脈拍の確認です。

呼吸は、**正常な呼吸か否かを見きわめる**ことが大切です。この際、注意点が1つだけあります。明らかに呼吸をしていなければ迷いませんが、**あえぐような呼吸を心停止直後は認める**ことがあります。これを**死戦期呼吸**(agonal breathing or gasping)と呼び、反応がなくこのような異常な呼吸を認める場合には、すみやかに胸骨圧迫を開始する必要があります。「呼吸していそうだから大丈夫」ではなく、反応がなく呼吸が正常でなかったら、胸骨圧迫を開始しなければならないのです。

ミュージカル『王家の紋章』はご存じでしょうか。『月刊プリンセス』で1976年から連載されている漫画が舞台化されたもので、主役のメンフィスは浦井健治さん、キャロルは新妻聖子さんと宮澤佐江さんのWキャスト、アイシスには濱田めぐみさん、イムホテップには山口祐一郎さんと豪華なキャストで初演を迎え、初演初日になんと再演が決定してしまうほどの話題作となりました。2021年8月には、浦井さんに加え海宝直人さんが新メンフィス役に加わり、初演ではキャロルを演じた新妻さんがアイシス役で見応えある舞台で、私も帝国劇場へ観に行きました。
じつはこのミュージカル、メンフィスがサソリに刺され倒れた際に、キャロルが心停止を認識し胸骨圧迫を行うシーンが劇中にあります。キャロルが対応を知らず適切な介入ができなかったらと思うと……DVDも販売されていますから興味ある方はぜひ観てくださいね。

死戦期呼吸は見たことがないと判断が難しいため、YouTubeなど動画サイトで一度、確認しておくとよいでしょう（死戦期呼吸またはagonal breathingで検索しましょう）。

脈拍の確認は、**頸動脈を示指や中指で触知して確認**します（参考：コラム「頸動脈＋大腿動脈のススメ」）。確実に触れることができれば心停止でないと判断できますが、はっきりしない場合には胸骨圧迫のタイミングを遅らせてはいけません。心停止か否かを確認する状況、特に急変時は焦りがゆえに、判断に自信をもてないこともあるかもしれませんが、**心停止の判断には10秒以上かけてはいけません**。はっきりしなければ触知不可と判断し、その先へ進みます。

Column　頸動脈＋大腿動脈のススメ

頸動脈の触知は簡単なようで悩ましいこともあるでしょう。BLSの受講経験があっても、頸動脈が触れるか否かを10秒以内に確認できたのは数％という報告もあるくらいです[1]。

そこで、臥位の状態の患者さんであれば、**頸動脈とともに大腿動脈で触知の有無を確認**する選択肢をもっておくとよいでしょう。両手を使って瞬時に心停止か否かの判断を行うのです[2]。

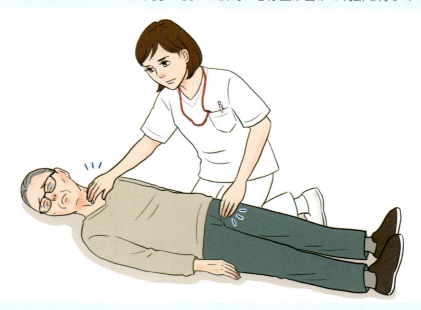

〈引用文献〉
1．Eberle B, Dick WF, Schneider T, et al. ：Checking the carotid pulse check：diagnostic accuracy of first responders in patients with and without a pulse. *Resuscitation* 1996；33（2）：107-116.
PMID：9025126　　DOI：10.1016/s0300-9572(96)01016-7
2．Sonmez E, Taslidere B, Ozkan A：A new method of pulse control in cardiopulmonary resuscitation；Continuous femoral pulse check. *Am J Emerg Med* 2024；80：168-173.
PMID：38613985　　DOI：10.1016/j.ajem.2024.03.026

院内心停止の予後規定因子3
心停止への適切な介入

　心停止と判断したら、即座に行うのが**胸骨圧迫**です。図3 (p.49) の5に該当します。胸骨圧迫はただただ行えばよいというわけではなく、質が大切です。**"強く、速く、絶え間なく"を意識して、胸骨の下半分を圧迫**します（**図5**）。剣状突起は避けましょう。圧迫する際には手掌基部を押しつけ、両肘をしっかりと伸ばして行います。

[図5]胸骨圧迫の部位と方法

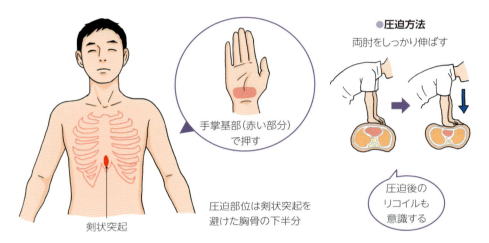

● **強く：圧迫の深さは5～6cm**
　胸骨圧迫の深さは、**胸壁が約5cm沈む程度で6cmを超えない**ことが推奨されています。肋骨に囲まれた中に心臓は存在するため、肋骨が折れてしまうからとやさしく控えめに押していては意味がありません。必要と判断したからには、十分圧迫することを心がけましょう。

　5～6cmというたった1cmの間で行うのは難しく感じますよね。当然です。理想はシミュレーターなどで練習し、深さを体感してから実践するのが望ましいですが、その前に機会が訪れてしまった場合には、一生懸命押すことを意識すればよいでしょう。私のように力があり余っている場合には深すぎてしまうことがあるかもしれませんが、6cm以上押そうと思うとかなり力がいりますからね。開始当初は余力があるため深くなりがち、時間が経つと疲れから浅くなりがちですから、そのあたりは意識しつつ、リーダーなど胸骨圧迫を実践していない人が客観的に評価し、指示するのがよいでしょう。

　発生場所によっては、胸骨圧迫が的確に行えないこともあります。マットレスなどクッション性のあるものの上ではいくら押しても身体が沈み込み、適切な深さを保つことはできません。マットレス上でも、CPRモードなどマットレスを固くできるモードがあればよいですが、なければ背板の使用、場合によっては場所の移動な

シミュレーターがない、またはすぐに利用できない場合には、身近な物で練習しましょう。ここで利用できるのがペットボトルです。詳細は以下のリンクを参照してください。本番で自信をもって胸骨圧迫を実施するためには練習しておくことが重要です。ぜひ一度やっておきましょう。

https://cpr-training-bottle.com

第 4 回　院内心停止の対応

ども考慮する必要があります。

●速く：テンポは1分間に100〜120回

胸骨圧迫は**100回/分以上**で行う必要があり、深さと同様**120回/分と上限も設定**されています。私たちの普段の心拍数は60〜80回/分程度ですが、その1.5〜2倍程度に設定されています。胸骨圧迫を5〜6cmと適切に行っても、十分な1回心拍出量を確保できるわけではなく、回数で稼ぐしかないのです。

モニターがついていれば、そこに表示される心拍数を意識して行えばよいですが、ない場合には、頭の中に100〜120bpmの曲を思い浮かべ実践してください。「BAD COMMUNICATION」（B'z）、「日曜日よりの使者」（↑THE HIGH-LOWS↓）、「LA・LA・LA LOVE SONG」（久保田利伸）、「夏色」（ゆず）、「不協和音」「サイレントマジョリティー」（欅坂46）など、何でもかまいませんが、事前に1〜2つ検索しておきましょう（選曲が古いって？！　しょうがないじゃない、松坂世代ですから 笑）。

回数が130〜140回/分など速いとなぜ問題かわかりますか？　回数を増やせば、当然1回の胸骨圧迫にかける時間は短くなります。そのため、圧迫したものの、きちんと胸郭が元に戻らない状態で次の胸骨圧迫を行うことになりかねません。適切な胸骨圧迫を行うためには、**胸郭を完全に戻す（リコイル）**必要があります。

パンクした自転車のタイヤの空気を、空気入れを利用してシュポシュポ入れている状態を思い浮かべてもらえるとわかりやすいでしょう。回数が速すぎてもうまく空気は入りませんよね。空気を押し込んだら、ある程度戻してまた押し込んでいるはずです。胸骨圧迫ではそれが深さ5〜6cm、回数100〜120回/分が適切とされているのです。**肘をきちんと伸ばして胸骨圧迫を実践**していれば、リコイルを意識することはそれほど難しくありません。

●絶え間なく：胸骨圧迫の中断は最小限に！

みなさんが心停止を認識し胸骨圧迫を開始したら、原則として胸骨圧迫を止めてよい状況は2つだけ、**患者さんの心拍が再開したとき**、そして**死亡確認をするとき**です。それ以外に、心電図の解析や胸骨圧迫を交代する場合、気管挿管する場合など、やむを得ず中断する場合には、可能な限り中断時間を短くする必要があります。**みなさんが手を止めている時間、その時間は心臓が止まっているという事実**を認識しましょう。

救命するためには、一次救命処置であるBLSだけでなく、静脈路確保や薬物投与、高度な気道確保などの二次救命処置（ALS）、さらに自己心拍再開（ROSC）後の管理が必要です。ALS資格を持っている看護師に蘇生された患者は、そうでない場合と比較して生存率が約4倍高いという報告があり、とにかく初動が非常に重要です[9]。

*

100〜120bpmの楽曲として有名なのは、「アンパンマンのマーチ」や「崖の上のポニョ」ですが、以下のミュージカルの楽曲はいかがでしょうか？　ミュージカル『キンキーブーツ（Kinky Boots）』から「Raise You Up」、『Next to Normal』から「I'm Alive」、『ヘアスプレー（Hairspray）』から「You Can't Stop the Beat」など。2024年に再演されたNext to Normalもすばらしかったですね。そして、2025年にはキンキーブーツが新たなメンバーで再演されます。甲斐翔真さん、スゴい！

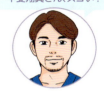

今回も孫子の言葉から1つ紹介しておきます[10]。

「闘乱するも乱る可からず」

混戦状態になっても指揮系統が混乱してはならない、という意味です。急変、特に心停止時の現場は混乱していることが多く、多数の人が集まっていたとしても適切に指揮がとられていなければ最適な介入はできません。RRSなどのチーム作りも大切ですが、まずは1人1人がやるべきことを理解し、ゆくゆくは指揮をとることができるようになりましょう。

今回の事例

今回の学びからよくなったね！

── とある土曜日の午後の病棟 ──

鈴木さん、失礼します。そろそろリハビリの時間なので起きててくださいね。

（ギャッチアップした姿勢で反応がない）

鈴木さん、時間ですよ。

……。

鈴木さん、鈴木さん（両肩を叩きながら）。

鈴木さんは反応がありません。

（大きな声で）誰か、誰か来てください！！！

GOOD!
反応がないことを正しく評価し、すぐに人を集めていますね。

呼吸は……極端に少ない呼吸、これは死戦期呼吸だ。頸動脈もはっきりしない。胸骨圧迫を開始しよう。

GOOD!
死戦期呼吸を見抜き、胸骨圧迫の必要性を瞬時に判断できていますね。

どうしたの？

鈴木さん、心停止です。人を集めてもらいたいのと、除細動器、救急カートお願いします。

わかった。担当医にも連絡する。胸骨圧迫まずはしっかりやってて。

〈引用文献〉

1. Guetterman TC, Kellenberg JE, Krein SL, et al. ：Nursing roles for in-hospital cardiac arrest response：higher versus lower performing hospitals. *BMJ Qual Saf* 2019；28(11)：916-924.
PMID：31420410　　DOI：10.1136/bmjqs-2019-009487

2. 中島啓裕，田原良雄，安田聡：院内心停止患者の臨床的特徴と予後─循環器に特化したセンターにおける単施設，前向き，ウツタイン様式研究. 循環器専門医 2017；25(1)：27-34.

3. Ohbe H, Tagami T, Uda K, et al. ：Incidence and outcomes of in-hospital cardiac arrest in Japan 2011-2017：a nationwide inpatient database study. *J Intensive Care* 2022；10(1).
PMID：35241166　　DOI：10.1186/s40560-022-00601-y

4. Ministry of Health, Labour and Welfare：Vital Statistics.
https://www.mhlw.go.jp/english/database/db-hw/vs01.html（2025.1.20アクセス）

5. Yakar MN, Yakar ND, Akkılıç M, et al. ：Clinical outcomes of in-hospital cardiac arrest in a tertiary hospital and factors related to 28-day survival：A retrospective cohort study. *Turk J Emerg Med* 2022；22(1)：29-35.
PMID：35284690　　DOI：10.4103/2452-2473.336101

6. Chan PS, Krumholz HM, Spertus JA, et al. ：Automated external defibrillators and survival after in-hospital cardiac arrest. *JAMA* 2010；304(19)：2129-2136.
PMID：21078809　　DOI：10.1001/jama.2010.1576

7. 坂本壮：急変対応の授業. エキスパートナース 2022；38(4)：158-168.

8. Ebell MH, Jang W, Shen Y, et al. ：Development and Validation of the Good Outcome Following Attempted Resuscitation (GO-FAR) Score to Predict Neurologically Intact Survival After In-Hospital Cardiopulmonary Resuscitation. *JAMA Intern Med* 2013；173(20)：1872-1878.
PMID：24018585　　DOI：10.1001/jamainternmed.2013.10037

9. Dane FC, Russell-Lindgren KS, Parish DC, et al. ：In-hospital resuscitation：association between ACLS training and survival to discharge. *Resuscitation* 2000；47(1)：83-87.
PMID：11004384　　DOI：10.1016/s0300-9572(00)00210-0

10. 島崎晋：眠れなくなるほど面白い 図解孫子の兵法. 日本文芸社，東京，2019.

第 5 回
アナフィラキシー：迅速に判断し、アドレナリンの投与を適切に！

アナフィラキシーは、一定の確率で発生する可能性がある緊急事態です。
看護師が第一発見者となる可能性があるため、早期に認識し、
適切な初期対応を行う知識をもつことが重要です。

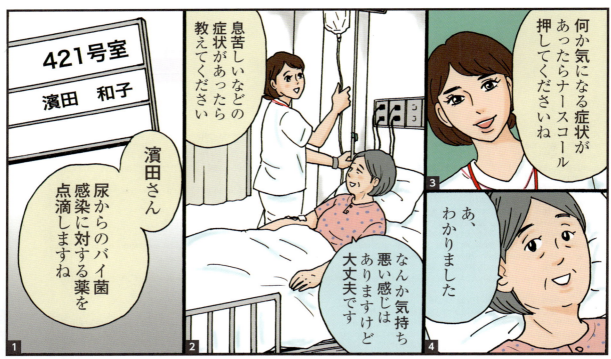

濱田さんは尿路感染で夜勤帯から熱があり、抗菌薬の指示が出たところです。抗菌薬の投与ははじめてとなります。

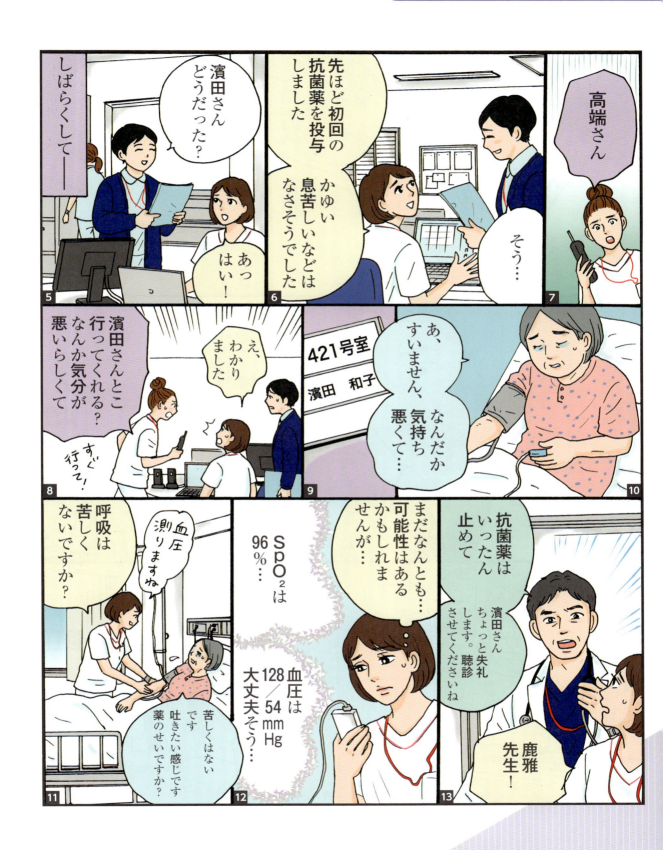

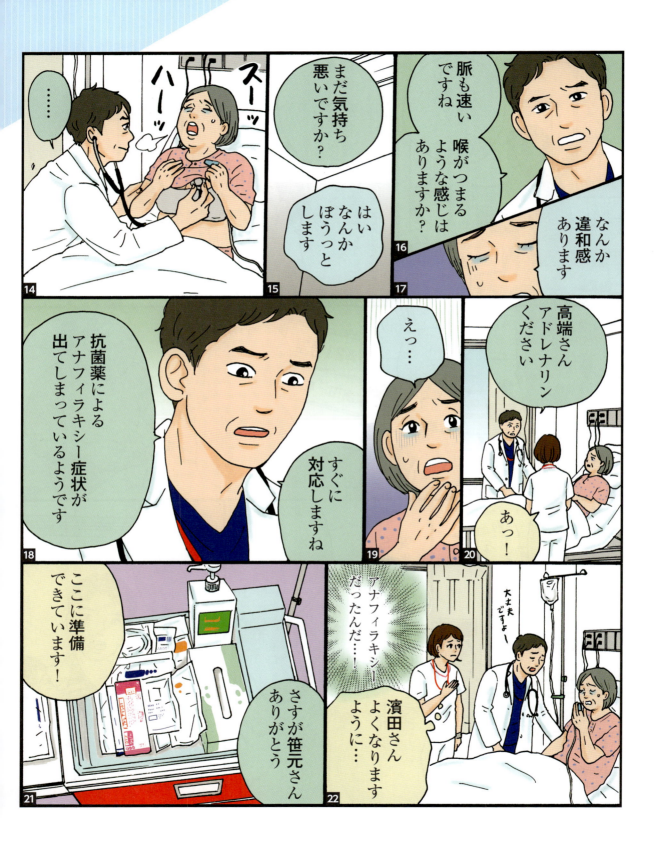

第 5 回 アナフィラキシー

アナフィラキシーの定義

「アナフィラキシーとは？」と質問されて正確に答えられるでしょうか。アナフィラキシーは、以前は「アレルゲン等の侵入により、複数臓器に全身性にアレルギー症状が惹起され、生命に危機を与え得る過敏反応」、アナフィラキシーショックは、「アナフィラキシーに血圧低下や意識障害を伴う場合」と定義されていましたが、最新のガイドラインでは、「アナフィラキシーは重篤な全身性の過敏反応であり、通常は急速に発現し、死に至ることもある。重症のアナフィラキシーは、致死的になり得る気道・呼吸・循環器症状により特徴づけられるが、典型的な皮膚症状や循環性ショックを伴わない場合もある」と定義づけされました[1]。大きな変更があるわけではありませんが、アナフィラキシーはとにかく致死的になりうる病態であり、**必ずしも皮膚症状が認められるわけではない**ということが強調されていますので、みなさんもここできちんと理解しておく必要があります。

アナフィラキシーショックは、「ショック」の名のとおり重篤であると認識していると思いますが、**アナフィラキシーの時点で生命に危機を与えるほどの危険な病態**であることを理解しておきましょう。

アナフィラキシーの実態

「アナフィラキシーか否かなんてすぐに判断できるでしょ！」そんなふうに思っていませんか？　残念ながらアナフィラキシーは見逃され、唯一の治療薬であるアドレナリンが適切に投与されていないことが報告されています[2]。

日本医療安全調査機構の報告「注射剤によるアナフィラキシーに係る死亡事例の分析」では、12例のアナフィラキシーによる死亡症例を分析していますが、どの症例も残念ながらアナフィラキシーの認識、アドレナリンの投与が的確になされていません[3]。呼吸停止、心停止に至るまでにアドレナリンが投与された割合はわずか14%という報告もあります[4]。なぜ、このようなことが起こってしまっているのでしょうか？

アナフィラキシーは一定数必ず起こります。みなさん毎日のように、担当患者さんに対して抗菌薬や鎮痛薬を投与していますよね。また、造影CTなど造影剤を使用する検査を担当患者さんが受けることもあるでしょう。そのつどアナフィラキシーが引き起こされる可能性はあり、**第一発見者となりうる看護師のみなさんは、誰もがアナフィラキシーの早期認識、適切な初期対応を頭に入れておく必要があります。**

なんとかなるって？！　薬剤の静脈投与後に生じたアナフィラキシーでは、数分以内に心停止に陥ることもあります。アナフィラキシーによる死亡事例の検討では、**心停止もしくは呼吸停止に至るまでの時間（中央値）は薬剤で5分、ハチ毒で15分、食物で30分**とあっという間なのです[4]。私は、投与して数分で心停止に陥った症例も経験があります。ほら、勉強したくなりましたよね。

アナフィラキシーの症状

アナフィラキシーの対応を的確に行うことができていないのには理由があります。その1つが**"アナフィラキシーの認識の遅れ"**です。典型的な皮疹、喘鳴を認め、血圧も下がっていれば誰もがアナフィラキシーを疑うでしょう。

しかし、皮疹は認められるもののバイタルサインは安定している、薬剤投与後なんらかの症状は認められるが皮疹が認められない、このような場合には自信をもってアナフィラキシーか否かの判断ができていないのではないでしょうか。

一般的なアナフィラキシーの症状と頻度を理解しておきましょう（**表1**）[5]。意識しておくべきことは、**蕁麻疹などの皮疹はたいていの場合認めますが、10%程度は認めない場合がある**こと、そして、**呼吸器症状や循環器症状以外に腹痛や嘔気などの消化器症状もアナフィラキシーのサインであること**です。抗菌薬や造影剤などの薬剤投与後、明らかな皮疹を認めなくても、咽頭浮腫を示唆する喉のつかえ感や喘鳴を認める場合、嘔気を認める場合などは、必ずアナフィラキシーの可能性を意識して対応する必要があるのです。

[表1]アナフィラキシーの症状と観察

皮膚症状	皮膚症状	90%
	蕁麻疹、血管運動性浮腫	85〜90%
	顔面紅潮	45〜55%
	発疹のないかゆみ	2〜5%
呼吸器症状	呼吸器症状	40〜60%
	呼吸困難、喘鳴	45〜50%
	咽頭浮腫	50〜60%
	鼻炎	15〜20%
循環器症状	めまい、失神、血圧低下	30〜35%
消化器症状	嘔気、下痢、腹痛	25〜30%
その他	頭痛	5〜8%
	胸痛	4〜6%
	痙攣	1〜2%

（文献5より引用）

アナフィラキシーであっても皮疹を認めないことはありますが、よくよく見てみると皮疹の存在に気づくことがあります。また、常夜灯のようにオレンジ色の光の場合にはわかりづらいこともあります。何が言いたいか、とにかく皮疹があるはず、と強い意志をもって全身を観察しましょう。

アナフィラキシーの診断基準

アナフィラキシーの症状は理解できましたね。アナフィラキシーは重篤な全身の過敏反応であるがゆえに、**症状が多臓器へわたっている**ことが診断のポイントとなります。臨床的診断基準は**図1**のとおりですが[1]、迅速に判断するためにシンプルに覚えておきましょう。**皮膚症状（発疹、痒みなど）もしくは一般的にアレルギーとなりうるもの（抗菌薬、造影剤など）への曝露に加えて、呼吸器症状、循環器症状、消化器症状のいずれかを認める場合にはアナフィラキシーを第一に考え行動**します（p.62コラム「Itchy・Wheezy・Dizzy・Queasy」参照）。

第 5 回　アナフィラキシー

> 例
> - 抗菌薬の投与 → (皮疹+)嘔吐 → アナフィラキシーかも？
> - 造影剤の投与 → 喉の違和感+血圧低下 → アナフィラキシーかも？

[図1]アナフィラキシーの診断基準
以下の**2つの基準**のいずれかを**満たす**場合、アナフィラキシーである可能性が非常に高い

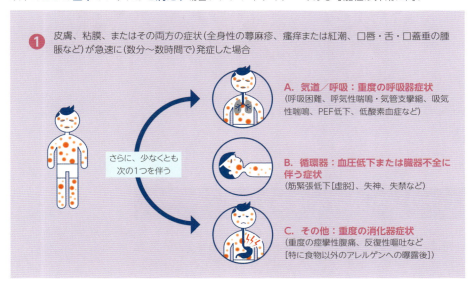

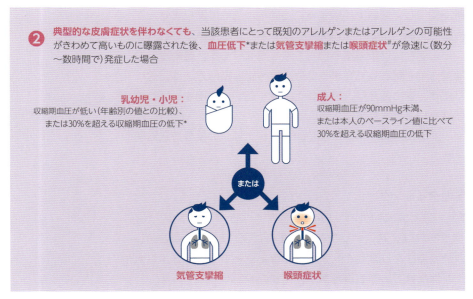

PEF(ピークフロー)：最大呼気流量
*血圧低下は、本人のベースライン値に比べて30％を超える収縮期血圧の低下がみられる場合、または以下の場合と定義する。
　i　乳児および10歳以下の小児：収縮期血圧が(70+[2×年齢(歳)])mmHg未満
　ii　成人：収縮期血圧が90mmHg未満
#喉頭症状：吸気性喘鳴、変声、嚥下痛など。

日本アレルギー学会：アナフィラキシーガイドライン2022. https://www.jsaweb.jp/uploads/files/Web_AnaGL_2023_0301.pdf
(2025.1.7アクセス)より許諾を得て転載

> アナフィラキシーは初動の遅れが命取りになるため、まずは疑い、アナフィラキシーではないという根拠がそろうまでは鑑別に残し対応することをお勧めします。入り口はシンプルに理解し、まずは疑うところからスタートしましょう。

> **Column**　Itchy・Wheezy・Dizzy・Queasy
>
> アナフィラキシーを疑うサインは覚えましたか？　皮膚症状だけでなく呼吸器症状、循環器症状、消化器症状が重要でした。**"イッチー、ウィジィー・ディジィー、クウィジィー"**で覚えてしまいましょう。Itchy（かゆみ）・Wheezy（喘鳴）・Dizzy（めまい）・Queasy（吐き気）です[1]。
>
> | Itchy（かゆみ） | Wheezy（喘鳴） | Dizzy（めまい） | Queasy（吐き気） |
> |---|---|---|---|
> | 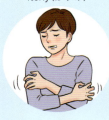 | 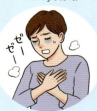 | 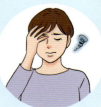 | 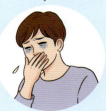 |
>
> 〈引用文献〉
> 1．坂本壮：救急外来　ただいま診断中！第2版．中外医学社，東京，2024．

アドレナリンの適切な投与方法

　アドレナリンを院内、特に一般病棟で使用する機会は決して多くありません。具体的には前回取り上げた心停止、そしてアナフィラキシー、これぐらいでしょう。敗血症性ショックなどショックの患者さんでは使用することはありますが、集中治療室やそれに準ずる場所で使用し、緊急で使用することは基本的にはありません。

　アドレナリンと聞くと、"心停止の際の1mg静注"のイメージが強いかもしれませんが、アナフィラキシーの場合には投与量も投与方法も異なります。**過剰投与や投与方法の誤りは重篤な副作用を起こしてしまうため、投与量・投与方法は正確に把握しておく**必要があります。逆に言えば、アドレナリンを適切に利用すれば、副作用を過度に恐れる必要はありません[6]。

　ここでは、①アドレナリンの投与のタイミング、②アドレナリンの投与方法に関して整理しておきましょう。

❶アドレナリンの投与のタイミング

　アナフィラキシーに対していつ、アドレナリンを投与するべきでしょうか。「アナフィラキシーショックであればアドレナリンを投与する」、このように勘違いしていることがありますがそうではありません。**アナフィラキシーであればアドレナリンを投与します**。血圧が保たれていても投与するのです。

> 例
> ● 抗菌薬の投与 → 皮疹＋嘔気・嘔吐 → アドレナリン投与
> ● 造影剤の投与 → 喘鳴＋痒み → アドレナリン投与

アナフィラキシーであると判断したら、なるはやでアドレナリンを投与します。そのためには、**病棟のどこにアドレナリンが置いてあるのかを把握しておく必要が**あります。場所が不確かな方は必ず確認しておいてくださいね。急変時に使用する救急カートの中にあることが多いと思いますが、そのようなものが準備されていないところもあるとかないとか……。

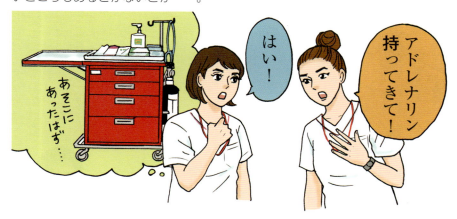

❷アドレナリンの投与方法：大腿外側に0.5mg、筋注！

アドレナリンを実際に使用するのは医師のことが多いと思いますが、看護師のみなさんが投与することもありますよね。アナフィラキシーはもしかしたら病院外でも出会うかもしれませんし、自分や家族がアナフィラキシーに陥ったら投与するのは"あなた"ですから、自身で自信をもって投与できるようになりましょう。**投与部位、投与経路、投与量を正確に覚えましょう**（表2）。

● **投与部位は大腿外側です。肩ではありません。**
　大きな筋肉に打たなければ、効果発現に時間がかかります。
● **投与経路は筋注です。皮下注でも静注でもありません。**
　皮下注では、筋注と比較して最高血中濃度に達するまでに30分以上（筋注の4〜5倍）かかってしまいます。
● **投与量は0.5mg（小児では0.01mg/kg）です。1mgではありません。最大1回投与量は成人で0.5mg、小児で0.3mgです。**

[表2]アドレナリン筋注の推奨用量
・体重1kgあたり0.01mg、最大投与量0.5mg
・1mg/mL（1：1000）のアドレナリン0.5mL相当

体重10kg以下の乳幼児	0.01mL/kg＝1mg/mL（1：1000）を0.01mg/kg
1〜5歳の小児	0.15mg＝1mg/mL（1：1000）を0.15mL
6〜12歳の小児	0.3mg＝1mg/mL（1：1000）を0.3mL
13歳以上および成人	0.5mg＝1mg/mL（1：1000）を0.5mL

2021年10月3日、千葉市でアナフィラキシーショックと考えられる患者の救急搬送中にアドレナリンを筋注ではなく静注し、心停止に陥る事例が発生しました[7]。アナフィラキシーに対するアドレナリン投与による致死的な副作用はこの事例のように、投与方法や投与量のエラーによるものばかりです。アナフィラキシーに対する治療薬は唯一アドレナリンです。使用方法を正確に理解しておきましょう。

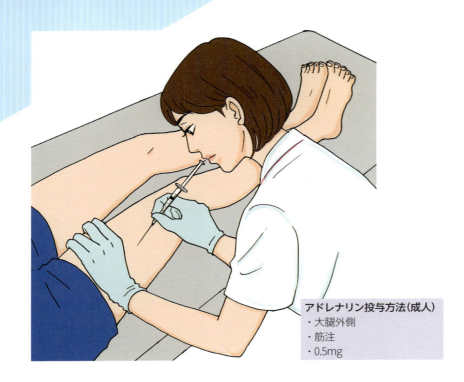

アドレナリン投与方法（成人）
・大腿外側
・筋注
・0.5mg

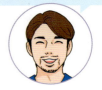

2020年以降のガイドラインでは、成人のアドレナリンの筋注量は0.5mgが推奨されています[8]。小柄な方（体重が30kgなど）の場合には、0.3mgでもよいかもしれませんが、50kg以上の場合には成人では0.5mg筋注が望ましいでしょう。エピペン®は0.3mgですから、現場にエピペン®しかない場合にはそれを使えばよいと思います。

アナフィラキシーを疑ったら

　最後に、みなさんがベッドサイドなどでアナフィラキシーを疑った際の実践的な行動をまとめておきます。

●人を集め、アドレナリンを準備する

　急変時の基本です。1人でできることは限られますからね。みなさんが第一発見者でその場に1人の場合には、その場を離れず以下を実践しつつ担当医へ連絡、仲間にアドレナリンを持ってきてもらうように指示しましょう。

●原因薬剤をすみやかに中止する

　食事や内服薬の場合には困難ですが、抗菌薬や造影剤などを点滴から投与中の場合には、**疑った段階ですみやかに中止し、管内の薬品も可能な限り除去**しましょう。

●横にする

　アナフィラキシーの病態が悪化すれば、血圧が低下することも十分考えられます。ショックの初期対応と同様に**臥位**とし、**血圧が低い、もうろうとしているなど脳血流が低下しているサインがあれば下肢を挙上する**とよいでしょう。妊婦の場合には左側臥位とします。

第 5 回　アナフィラキシー

●**モニターを装着し、バイタルサインを確認する**

　これも急変時の基本ですね。バイタルサインは超重要です。**血圧**はもちろん、**意識状態**、**呼吸数**、**脈拍**、**SpO$_2$**は最低限確認しましょう。呼吸数上昇、SpO$_2$が低下傾向にあれば、または把握が困難な場合には酸素投与を躊躇してはいけません。

　治療抵抗性の場合やアナフィラキシーショックの場合には、細胞外液の投与やアドレナリン以外に使用する薬剤もありますが、それはまたどこかで。興味がある方は私の本を読んでください（ちゃっかり宣伝）[9]。ここまでのことを理解しておけばまずはOKです。

＊

　今回も孫子の言葉から1つ紹介しておきます[10]。

「将の至任にして、察せざる可からざるなり」

　指揮官は、戦場、そしてそこへ至る道のりの地理や地形を把握しておくべき6つの道理があるといいます。高く険しいところ、道が急に狭まっているところなど、行群を妨げる場所を把握し、それぞれの場において相手よりも優位に立てるように振る舞うべしという教えです。これは、リーダーの安全管理を説くものといえるでしょう。

　アナフィラキシーはいつ起こるかわかりませんが、起こった際の対応はシンプルです。普段から「アナフィラキシーが起こったら」を意識し、事前に対応を把握していれば、患者さんの安全も確保されますよね。アレルギー歴、もちろん入院時に自身で確認してますよね？

今回の事例

💬 今回の学びからよくなったね！

濱田さんの病室

 濱田さん、オシッコからのバイ菌感染に対する薬を投与しますね。点滴から投与するので、息苦しいなどの症状があったら教えてください。薬のアレルギーはないと聞いていますが間違いないですか？

はい。

投与開始、数分後──

 濱田さん、大丈夫そうですか？

そうですね。なんか気持ち悪い感じはありますけど大丈夫です。

(佐東医師) かゆい、息苦しいなどはなさそうですね。

はい。大丈夫ですね。

 おなかが痛い、喉の違和感などはないですか？

GOOD! アナフィラキシーの症状を1つ1つ確認していますね！

なんか喉が変な感じがしますね。

 胸の音を確認させてくださいね。大きく吸って、ふぅーっと勢いよく吐いてください。

ふぅ──

 佐東先生、喘鳴が聞こえます。

え？(聴診する)本当だね。アナフィラキシーの可能性があるので、抗菌薬の投与はストップしよう。高端さん、アドレナリンを準備してください。バイタルサインを確認しておくので。鹿雅先生にも連絡しよう。

GOOD! アナフィラキシーの認識後、すみやかに行動できていますね。

 わかりました。すぐに持ってきます。

第 5 回　アナフィラキシー

2024年11月時点での私のtop10はこんな感じです。2021〜2022年に初演を迎えた『バケモノの子』（劇団四季）、『フィスト・オブ・ノーススター〜北斗の拳〜』は一気にはまってしまいました。1位の『ジキル＆ハイド』は、2001年の初演の鹿賀丈史さんとマルシアさんを日生劇場で観てもうスゴすぎてそれ以来不動の1位。2023年には石丸幹二さん、柿澤勇人さんという初のWキャストで再演されました。石丸さんのジキハイファイナル公演、感動しました。2023年に観劇した『キングアーサー』『ファインディング・ネバーランド』、こちらも最高でしたね。

10位：ミス・サイゴン
9位：レ・ミゼラブル
8位：モーツァルト！
7位：フィスト・オブ・ノーススター〜北斗の拳〜
6位：バケモノの子
5位：ノートルダムの鐘
4位：デスノート THE MUSICAL
3位：オペラ座の怪人
2位：エリザベート
1位：ジキル＆ハイド

〈引用文献〉
1. 一般社団法人日本アレルギー学会：アナフィラキシーガイドライン2022（2023年3月1日第1版第2刷発行）．
https://www.jsaweb.jp/uploads/files/Web_AnaGL_2023_0301.pdf
2. Sclar DA, Lieberman PL：Anaphylaxis：underdiagnosed, underreported, and undertreated. Am J Med 2014；127（1 Suppl）：S1-5.
PMID：24384132　　DOI：10.1016/j.amjmed.2013.09.007
3. 一般社団法人 日本医療安全調査機構 医療事故調査・支援センター：医療事故の再発防止に向けた提言 第3号 注射剤によるアナフィラキシーに係る死亡事例の分析．
https://www.medsafe.or.jp/uploads/uploads/files/teigen-03.pdf
4. Pumphrey RS：Lessons for management of anaphylaxis from a study of fatal reactions. Clin Exp Allergy 2000；30（8）：1144-1150.
PMID：10931122　　DOI：10.1046/j.1365-2222.2000.00864.x
5. Joint Task Force on Practice Parameters；American Academy of Allergy, Asthma and Immunology；American College of Allergy, Asthma and Immunology；Joint Council of Allergy, Asthma and Immunology：The diagnosis and management of anaphylaxis：an updated practice parameter. J Allergy Clin Immunol 2005；115（3 Suppl 2）：S483-523.
PMID：15753926　　DOI：10.1016/j.jaci.2005.01.010
6. Simons FE：Anaphylaxis, killer allergy：long-term management in the community.
J Allergy Clin Immunol 2006；117（2）：367-377.
PMID：16461138　　DOI：10.1016/j.jaci.2005.12.002
7. 千葉市救急業務検討委員会, 救急活動時の救急救命処置による事故調査対策専門部会：救急活動時の救急救命処置による事故調査・検証報告書（令和4年2月15日）．
https://www.city.chiba.jp/sogoseisaku/shichokoshitsu/hisho/hodo/documents/220311-3-2.pdf
8. Shaker MS, Wallace DV, Golden DBK：Anaphylaxis-a 2020 practice parameter update, systematic review, and Grading of Recommendations, Assessment, Development and Evaluation (GRADE) analysis. J Allergy Clin Immunol 2020；145（4）：1082-1123.
PMID：32001253　　DOI：10.1016/j.jaci.2020.01.017
9. 坂本壮：救急外来 ただいま診断中！ 第2版．中外医学社，東京，2024．
10. 島崎晋：眠れなくなるほど面白い 図解孫子の兵法．日本文芸社，東京，2019．
（上記はすべて2025.1.20アクセス）

第 6 回

SpO₂低下："SpO₂100％"は100点ではなく赤点だ！

「SpO₂が100％なら安心」と思っていませんか？
じつは、SpO₂が100％という数値は必ずしも安全を意味するわけではありません。
適切な酸素管理を行うために、SpO₂の本当の意味を見直してみましょう。

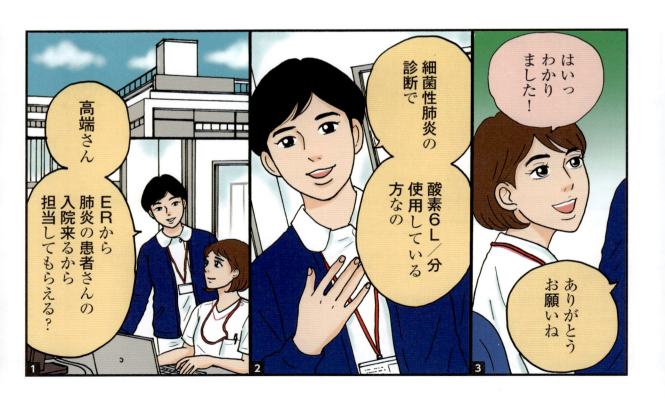

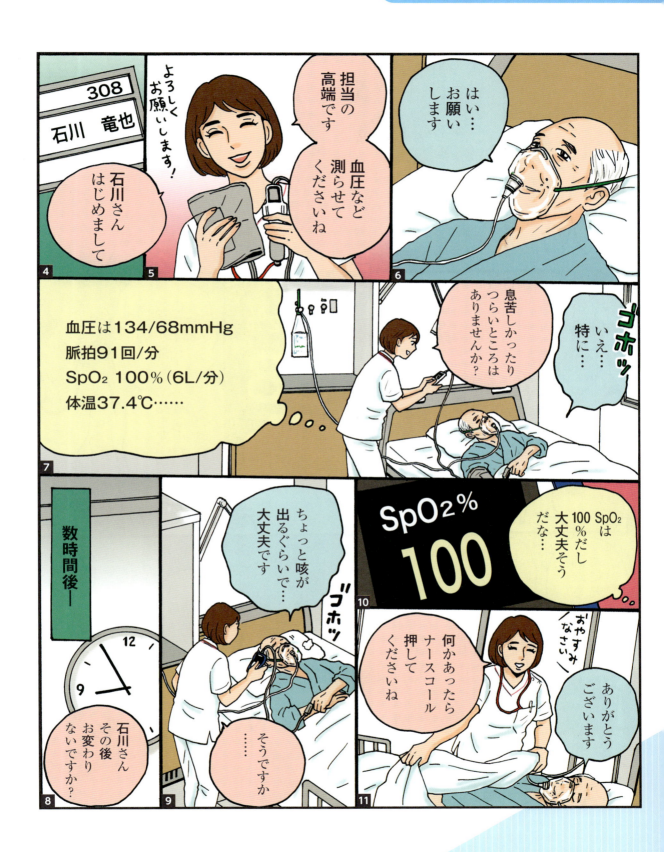

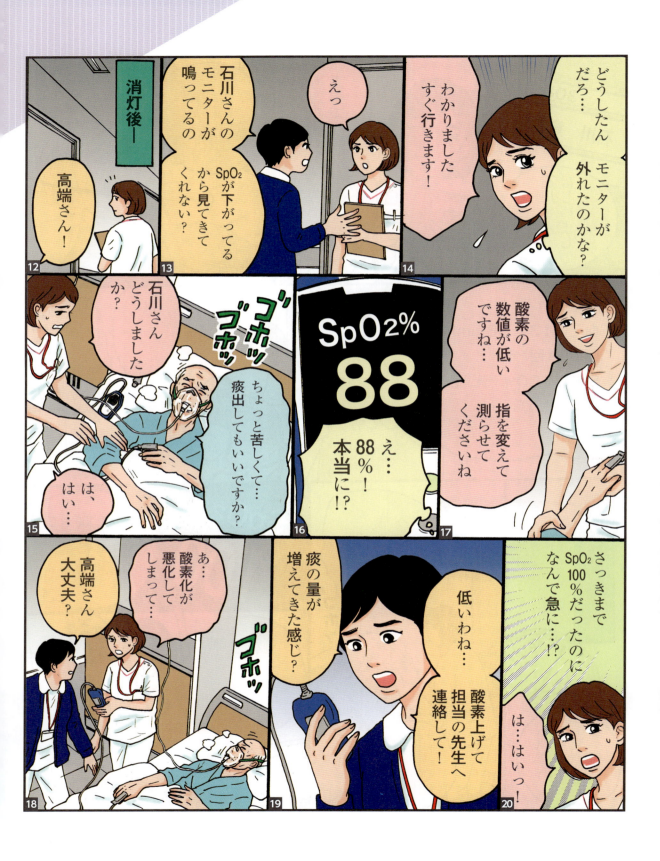

第 6 回 SpO₂低下

　病棟でも外来でも、パルスオキシメータをパッと指に挟んで酸素飽和度を測定しています。酸素飽和度は動脈血中の総ヘモグロビンのうち、**酸素と結合したヘモグロビンが占めている割合**を指し、「SaO₂（動脈血酸素飽和度）」と表記されます。
　え？　SpO₂では？　そうですよね、実際に使用しているのはSpO₂です。これは**経皮的動脈血酸素飽和度**で、SaO₂を経皮的に測定した値です。酸素飽和度を測るために毎回動脈から採血する必要があると大変ですから、経皮的に測定しているのです。SpO₂が97％であれば、動脈血液中のヘモグロビンの97％に酸素が結合していると考えるわけです（例外あり、後述します）。

SpO₂ってどうやって測定しているの？

●パルスオキシメータの原理

　みなさん、毎日のようにパルスオキシメータでSpO₂を測定していますよね。非常に簡便な機械ですが、パルスオキシメータの原理が発明されたのは今から約50年前、1972年のことです[1]。発明したのは日本人なんですよ。知ってました？
　なぜ、指（場合によっては耳朶や前額部）に装着するだけでSpO₂が測定できるのでしょう。これは、血液中の酸素と結びついたヘモグロビン（酸化ヘモグロビン、O₂Hb）と酸素を離したヘモグロビン（還元ヘモグロビン、RHb）の光の吸収具合の違いを赤色光と赤外光を利用し測定しています（吸光度の違いを利用して判別）。

●パルスオキシメータが利用できないとき

　非常に簡便で有用な指標ですが、数値がなかなか表示されないことがあります。みなさんも経験ありますよね。手が冷たくて指に挟んでもSpO₂がうまく表示されないことが……。**血流がある程度保たれていなければ正確な数値は表示されません。**循環不全の状態では拍動がキャッチできず測定エラーが生じるのです。また、**マニキュアや指が汚染されているなど光を阻害してしまっている場合**にも正確に測定はできません。

●Apple Watchはスゴい

　私はApple Watchを愛用しているのですが、Series 6以降では血中酸素ウェルネスAppで血中酸素濃度が測定できます[2]。開始ボタンを押すと文字盤の背面から緑と赤の光が点灯し、15秒で数値を表示してくれるのですが、近年、実臨床での有用性も報告されています[3]。原理はパルスオキシメータと同じで、赤色と緑色のLEDと赤外線LEDが手首を照射し、その反射光の量をフォトダイオードが読み取っています。スゴい時代ですよね〜。

$SpO_2 = [O_2Hb / (O_2Hb + RHb)] \times 100$
O₂Hb：酸化ヘモグロビン
RHb：還元ヘモグロビン

SpO₂とPaO₂

●酸素解離曲線とは？

　SpO₂が98％のとき、酸素分圧（PaO₂）はいくつでしょうか。両者には**図1**のような相関関係があります（ここではSaO₂＝SpO₂とします）。パルスオキシメータでSpO₂を測定し、90％の場合にはPaO₂は60mmHg、80％の場合には45mmHg程度であることがわかります。

　それではSpO₂が100％のときはPaO₂はいくつでしょうか？　**正解は100mmHg、ではなく100mmHg以上です**。図を見れば明らかであるとは思いますが、この点は重要ですから頭に入れておきましょう。

【SvO₂】混合静脈血酸素飽和度

【PvO₂】静脈血酸素分圧
※実際にはPaO₂100mmHgの際はSaO₂98％程度となる。

[図1]酸素解離曲線

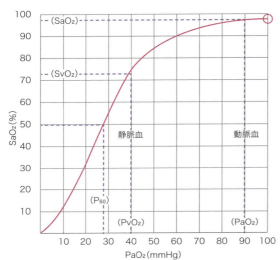

PaO₂とSaO₂の関係

SaO₂(%)	100	90	80	75
PaO₂(mmHg)	100以上	60	45	40

●SpO₂の数値を信用してはいけないのはどんなとき？

　「一酸化炭素中毒（CO中毒）のときはSpO₂が当てにならない」、そんな話を聞いたことはないでしょうか。一酸化炭素は酸素の250倍、ヘモグロビン（Hb）と結合しやすく、本来であれば酸素とくっつきたいHbが一酸化炭素とくっついてしまいます。そして、一酸化炭素がヘモグロビンと結合したCOHbは、酸化ヘモグロビンと同程度の吸光度であるため、COHbを酸化ヘモグロビン（O₂Hb）と勘違いしてしまうのです。

　つまり、**SpO₂が100％であったとしても、酸化ヘモグロビンが100％であるとは限らない**のです。この場合にはSpO₂≠SaO₂となるため、正確な酸素飽和度をパルスオキシメータでは確認できません。院内で一酸化炭素中毒に陥ることは、火災などが起こらない限りあり得ないと思いますが、万が一疑う場合にはSpO₂90％でもPaO₂が60mmHgとは限らず、ずーっと低い可能性があるため、症状を重視し、酸素投与をすみやかに開始してください。一酸化炭素中毒の治療は酸素投与（重症の場合には高圧酸素療法）ですからね。

COHbとO₂Hbの赤色光の吸光度が同程度でありSpO₂が低下しないのに対して、メトヘモグロビン血症（異常ヘモグロビンであるメトヘモグロビンが増加し、組織への酸素運搬能が低下した状態）の場合には、吸光度を反映して重症であってもSpO₂は85％程度でとどまるといわれています。どちらもSpO₂よりも本人の症状や病歴、バイタルサイン、身体所見に重きを置き、対応することが重要です。

第 6 回　SpO₂ 低下

● 自分自身のSpO₂って知っていますか？

　医療者であれば一度は気になり、自身のSpO₂を測定してみたことがあるのではないでしょうか。新型コロナによってパルスオキシメータが身近なものとなり、Myパルスオキシメータを持っている人もいるかもしれません。心疾患や肺疾患などの基礎疾患がない方であれば、SpO₂は90％後半でしょう。私は井上芳雄さん（1979年7月6日生まれ）の1歳下、浦井健治さん（1981年8月6日生まれ）の1歳上のおっさんですが、今のところ健康体で安静時のSpO₂は99％です。

　ここで1つチャレンジしてみましょう。息を十分吐き切り、息こらえをしてみてください。いくつまでSpO₂が低下するでしょうか（決して無理をしないでくださいね）。限られた患者さんのデータではありますが、**成人では下がっても90％程度、そしてその後30秒程度すれば、息こらえ前の数値へすみやかに戻ります**。高齢者の場合には、息こらえが可能な時間が短くなるものの、93％程度まで低下し、30秒程度で元に戻ったというデータがあります[4]。

　実際に私もやってみました。手持ち型パルスオキシメータ（Nellcor™OxiMaxN-65）を左手の人差し指につけ、息をふぅーっと吐き切った後に息をこらえると……1分程度でSpO₂80％まで下がり、その後数十秒で99％へ戻りました。さすがに苦しく、呼吸数も30回/分程度へ上昇しましたね。みなさんも子どものころ、どの程度息を止められるかと挑戦したことがあると思います。SpO₂が予想以上に低下することを考えると、無理は禁物ですねぇ。

　ちなみに、Apple Watch でも同様に息こらえをしてみるとSpO₂は99％から87％程度まで落ち、その後同様に数十秒で元へ戻りました。測定誤差もあるとは思いますが、**SpO₂は息こらえでも90％以下へ落ちること、そして解除されればすみやかに戻ること**は覚えておくとよいでしょう。このような体験・知識は急変時にけっこう役立ち、焦らず対応できるようになりますから。

> 通常は、血液ガスでCOHbを測定するしかありませんが、カルボキシヘモグロビン濃度（SpCO）を測定できるポータブル型パルスCO オキシメータも存在します（メトヘモグロビン濃度［SpMet］も測定可能）。救急隊によっては、火災現場や練炭自殺など、一酸化炭素中毒を疑う症状を認める場合には、測定してきてくれます。

SpO₂の目標値は？

酸素投与をしている担当患者さんのSpO₂はいくつをめざすべきでしょうか。97、98、いややっぱり100？！　テストであれば100点をめざしたいところですが、じつはSpO₂は94〜97%あれば十分なのです。なぜでしょうか？

●酸素は毒

なんとなく「酸素」と聞くと身体によいものと考えがちですが、不用意な酸素投与はお勧めできません。**酸素を投与することで活性酸素種が産生され、肺障害などさまざまな臓器障害を引き起こすことがわかっています**。低酸素は容認できませんが、不用意な酸素投与はNGなのです。

患者さんの呼吸困難などの訴えに重きを置き微調整しますが、一般的にSpO₂は**94〜97%**あれば十分とされています[5]。心停止後でもSpO₂が高いほど院内死亡が高く、後遺症なく退院する割合が減ると報告されているのです[6]。

SNSなどで、最近はいろんな宣伝が流れてきますよね。酸素カプセルサロン、あんなところに行ってはダメですよ（笑）。そんなところに行くお金があれば、運動して汗を流しておいしい食事をとったほうがずっと健康になれます。

●普段どおりが一番

みなさんのSpO₂は90%後半だったでしょ？　ってことは、肺炎や心不全などに罹患しSpO₂が低下したとしても、普段どおりのSpO₂を１つの目標に酸素投与をすれば十分です。また、睡眠時無呼吸症候群など、夜間は安静時でもSpO₂が低下している人が一定数います。ときどきテレビなどで放送されますよね。いびきをかいて寝ていて、その間息が止まっている、あれです。

前述したとおり、１分程度息が止まっていればSpO₂は90%程度まで低下します。みなさんのなかには１分まではいかなくても、数十秒は息が止まり、SpO₂が数%低下している人がおそらくいます（鼻が詰まっている、お酒を飲んだ後などは特に）。つまり、**安静時のSpO₂を上限として数%の変動は普段から起こっているのです**。ってことで、一般的にSpO₂を100%に保つ必要はなく、94〜97%程度あれば十分なのです。

●COPD 患者さんも普段どおりが一番

慢性閉塞性肺疾患（COPD）の患者さんではSpO₂は低めにコントロールすること、これもどこかで聞いたことがあると思います。不用意な酸素投与は**CO_2ナルコーシス**を引き起こし、事態が悪化してしまうからと。

CO$_2$ナルコーシスとは、簡単に言うと、人間は酸素が足りない状態、もしくは二酸化炭素が貯留してしまう状態で呼吸が促されるようになっているのですが、COPD患者さんは普段から息が吐きづらく、二酸化炭素が溜まり気味な状態です（急性の変化ではなく慢性的な経過であるため、身体もそれに慣れてしまっています）。それがゆえに、酸素が足りない状態時にのみ息苦しさを自覚し、呼吸が促されるわけです。そのようなCOPD患者さんに対して、SpO$_2$が低いからと酸素投与を行うと、「あ、酸素は足りてるのか」と勘違いして呼吸を停止してしまい、二酸化炭素がさらに貯留し意識障害へと陥ってしまうのです。

COPD患者さんすべてがSpO$_2$が低めというわけではありませんが、**普段のSpO$_2$を把握し、それ以上には酸素を不必要に投与することを避ける必要**があります。担当患者さんの普段のバイタルサインを確認しておくことは重要なのです。第2回「バイタルサインの実践的解釈①」で勉強しましたよね。「バイタルサインのみるべきポイント」を今一度、確認しておきましょう。そこでは血圧に関して主に取り上げましたが、SpO$_2$も同様です。外来カルテや入院歴がある場合には入院時の経過表などから、具体的なSpO$_2$を把握し、担当医へ目標のSpO$_2$を確認しておくとよいでしょう。

COPD患者では、**SpO$_2$の目標値は88〜92%**とされます[7]。前述したとおり、**この数値以上に普段の値を意識すること**、そして最も重要なことは**症状を確認すること**です。典型的なCOPD患者さんは、SpO$_2$が90%前後でも呼吸数は落ち着いており、呼吸困難を訴えません。「COPD患者だからルーティンにSpO$_2$は90%前後」とするのではなく、症状や呼吸数を入り口として、目標とするSpO$_2$を定めるようにしましょう。

> ●バイタルサインのみるべき
> 　4つのポイント
> ❶呼吸数を意識せよ
> ❷軽度の意識障害を見逃すな
> ❸普段との比較を意識せよ
> ❹総合的な判断を

●SpO$_2$100%では急変への気づきが遅れる?!
SpO$_2$が100%のときのPaO$_2$はいくつでしたか？　覚えていますか？　そう、100mmHg以上でしたね。400mmHgかもしれないし、300mmHgかもしれないし、101mmHgかもしれないのです。これがどういうことかわかりますか？　これがまさに今回の冒頭の症例なのです。SpO$_2$はずっと100%でもじつは徐々にPaO$_2$が低下していたわけです。図1（p.72）の右上の部分ですね（**p.76図2**）。

SpO$_2$を100%ではなく94〜97%程度（COPDの場合には88〜92%）を目標とし、もしも100%であれば酸素流量を下げることを意識しておくと、患者さんのサインに早期に気づけるわけです。また前述したとおり、不要な酸素は毒でしかありませんからね。そして、酸素だって貴重な資源であり無料ではありませんから、大切に扱う必要があります。

[図2] SpO₂は100％だけれど…

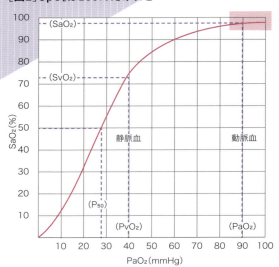

酸素投与方法と投与量

　ここまでSpO₂の測定方法や目標値に関して話してきました。なんとなくSpO₂が低いから酸素を投与するのではなく、必要な酸素量を必要な期間投与し、最低限の酸素濃度を維持しながら原因に対する治療をする、これがポイントです。
　それでは、酸素はどのような方法で投与するべきでしょうか。**経鼻酸素カニューレ、中濃度酸素マスク（簡易酸素マスク）、高濃度酸素マスク（リザーバーマスク）** の3つが一般的です（**図3**）。それぞれ酸素流量(L/分)が決められています。経鼻酸素カニューレでは5L/分まで、中濃度酸素マスクは5～8L/分、高濃度酸素マスクは6L/分以上というのが一般的です。なぜだかわかりますか？　それぞれ考えてみましょう。

[図3] 酸素投与方法と投与量

● 経鼻酸素カニューレ

L/分	1	2	3	4	5
FiO₂(%)	24	28	32	36	40

● 中濃度酸素マスク（簡易酸素マスク）

L/分	5～6	6～7	7～8
FiO₂(%)	40	50	60

● 高濃度酸素マスク（リザーバーマスク）

L/分	6	7	8	9	10
FiO₂(%)	60	70	80	90	99

●経鼻酸素カニューレ

実際に装着してみればわかりますが、カニューレは流量が多いと鼻が痛くて痛くてつけていられません。5L/分を超えると結構つらいです。現実的には、1〜4L/分の酸素を流すときに使用するのが経鼻酸素カニューレ、と考えておくとよいでしょう。

●中濃度酸素マスク

成人のマスク容量は180mL（小児用100mL）程度です。そこに酸素を流し続けるわけですが、呼気で洗い流されてしまっては、呼気を再呼吸してしまい、せっかくの純酸素を吸えません。**呼気に負けないだけの流量を流しておく必要があるのです。**

5L/分は83.3mL/秒ですから、呼気を2秒とすると166.6mL＜180mL と計算上は勝つことができます。それゆえに、中濃度酸素マスクを利用するときには、最低でも流量は5L/分以上を保つ必要があるのです。わかりました？

●高濃度酸素マスク

現在本邦で使用されているものは、非再呼吸式で、呼気がリザーバーに入らないように一方向弁がついています（**図4**）。それがゆえに室内の空気がマスク内へ入ってこないため、**中濃度酸素マスク以上に呼気を洗い流すだけの流量が必要**となります。これが6L/分以上であるゆえんです。また、リザーバーが膨らみっぱなしでも、潰れたままでも威力を発揮しません。その部分に含まれる酸素が利用されていると判断するためには、**リザーバーの部分が呼吸しているかのような伸縮が必要**です。

ときどき、マスクをつけているものの、ズレてしまっていることがあります。きちんと装着しなければ漏れが生じ、期待する酸素流量は維持できません。高齢者では入れ歯を使用している人も多いですが、入れ歯を安易に外してはダメですよ。マスクを装着しづらくなり、また長らく外していると入れ歯自体が合わなくなってしまいます。

最近では高流量の酸素を経鼻から投与可能な高流量鼻カニューレ（High-flow nasal cannula：HFNC）（商品名：ネーザルハイフロー）というものも存在します。なんと30〜60L/分もの高流量が投与可能です。加温加湿が可能で、結露を防ぐ工夫がなされていることなどから経鼻であっても高流量が投与可能となっていますが、酸素の流量は著しく多いため、何でもかんでも使用してしまっては院内の酸素不足を引き起こします。適応に関しては勉強してみてくださいね。

[図4] 高濃度酸素マスクのしくみ

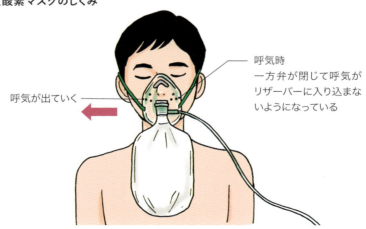

呼気時
一方弁が閉じて呼気がリザーバーに入り込まないようになっている

呼気が出ていく

SpO₂低下の原因は？

救急外来で呼吸困難やSpO₂の低下などを主訴に来院する場合、その原因は**肺疾患**、**心疾患**が主で、その他に**貧血**や**心因性**を考えます（**表1**）。高齢者では、①**心不全**、②**肺炎**、③**COPD増悪**、④**肺血栓塞栓症**が多く、若年者では気胸や気管支喘息が頻度の高い疾患です。その他、常に意識しておかなければならないのが、**吸気性喘鳴(stridor)**を伴う上気道閉塞や**窒息**、**アナフィラキシー**です。

[表1] 呼吸困難の鑑別疾患

致命的な疾患	●急性喉頭蓋炎　●心不全、心筋梗塞 ●肺塞栓症　●緊張性気胸 ●窒息　●アナフィラキシー　●中毒
頻度の高い疾患	●肺炎、COPD　●過換気症候群、心因性 ●気管支喘息　●気胸 ●貧血　●神経筋疾患 ●甲状腺機能亢進症　●その他

窒息は高齢者の多い入院患者では常に意識し、疑われたら即対応する必要があります。背部叩打法（背中を叩き、詰まっている物を吐き出させます）をまずは行いますが、腹部突き上げ法（ハイムリック法）も頭に入れておきましょう（p.85 コラム「超高齢者でも施行可能なハイムリック法」を参照）。

院内におけるSpO₂低下の原因：5Pをチェック

それでは、院内におけるSpO₂の低下の原因にはどのようなものがあるでしょうか。答えは……患者さんごとに異なる、です。え？　それを言っては……と思うかもしれませんが、第1回「それは、本当に、"急変"ですか？　急変対応総論」でも述べたとおり、患者さんの把握"5P"が大切なのです。

❶目的（Purpose）：入院の目的・理由は？

3人の患者さんを紹介します。

> a) 発熱、呼吸困難を主訴に救急外来を受診。精査の結果、細菌性肺炎の診断、点滴による抗菌薬治療、酸素投与のため入院となった。
> b) 労作時の呼吸困難、下腿浮腫を主訴に外来を受診。精査の結果、うっ血性心不全の診断、点滴による利尿薬などの薬物治療、酸素投与のため入院となった。
> c) 来院前日に自宅で転倒し、体動困難のため救急外来を受診。精査の結果、左大腿骨近位部骨折の診断、疼痛管理、手術目的で入院となった。

さぁ、いかがでしょうか。この3人の患者さんがそれぞれSpO₂が低下したらどのような原因を考えますか？

aであれば肺炎、bであれば心不全、cであれば肺血栓塞栓症（特に深部静脈血栓症の予防がなされていない場合）などを念頭に考えるでしょう。もちろん、診断が異なっていた、入院時の診断と異なる病態が発症した、そのようなことも起こりえますが、**まずは可能性の高いものから考え、そこに違和感がある所見があれば立ち止まって考察する**というスタンスがよいでしょう。

● 急変対応の5P
❶目的（Purpose）：
入院の目的・理由は？
❷患者（Patient）：
患者さんはどんな人？
❸方針（Policy）：
今後の方針は？
❹問題点（Problem）：
現在の問題点は？
❺予測（Prediction）：
急変する可能性ってある？

また、抗菌薬や鎮痛薬などの薬剤を使用する場合には、常に**アナフィラキシー**の可能性も考える必要があります。アナフィラキシーに関して自信がないという方は、第5回を熟読してくださいね。

❷患者（Patient）：患者さんはどんな人？

誤嚥性肺炎やうっ血性心不全は繰り返す病気です。なぜなら、これらは起こるべき人に起こる病気だからです。誤嚥性肺炎であれば、**脳卒中後や神経筋疾患の方で嚥下機能が低下している患者さん**、うっ血性心不全であれば、**心機能や腎機能が低下している患者さん**がかかりやすいでしょう。これらの診断で入院となった方はもちろんですが、cの方のように、**別の病名で入院となった方でも、既往に誤嚥性肺炎、うっ血性心不全がある方では意識しておくとよいでしょう**。

中心静脈カテーテル挿入後、胸腔穿刺後の患者さんであれば、気胸の可能性もあります。**担当患者さんの受けた処置も理解しておきましょう**。

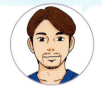

窒息も嚥下機能が低下している患者さんは注意が必要ですね。

❸方針（Policy）：今後の方針は？

例えば、aの方が現在は経鼻酸素カニューレ3L/分投与中であったとします。基礎疾患は高血圧以外特にないとすると、目標のSpO_2は94〜97%でした。入院時には97%（3L/分）であったSpO_2が99%となれば、酸素は減量する必要があります。

また、SpO_2が92%となれば増量が必要です。不要な酸素は投与せず、また低酸素状態を許容してよいのはわずかな時間、観察している最中にSpO_2が改善しない場合には酸素投与を躊躇してはいけません。

❹問題点（Problem）：現在の問題点は？

治療が奏効している場合には、だいたい予想どおりの経過をたどり、急変を起こす可能性は低くなりますが、そうでなければ病状は悪化しかねません。

aの方が自己喀痰排出ができず頻回の吸引が必要である、bの方が目標としている尿量が確保できておらず血圧の管理に苦渋している、そのような場合にはSpO_2の低下はそれぞれ想像がつきますよね。

❺予測（Prediction）：急変する可能性ってある？

肺炎の患者さんの重症度を見積もるスコアをご存じでしょうか。**A-DROP**（p.80 表2）[8]、**CURB-65**（p.80表3）[9]、**PSI**（Pneumonia Severity Index、**p.80表4**）[10]などが有名です。細菌性肺炎であればA-DROPを、誤嚥性肺炎であればPSIを使用するとよいと思います。誤嚥性肺炎の重症度はバイタルサインも重要ですが、**それ以上に基礎疾患や入院前のADLに大きく影響を受けますからね**。事前に予測しておくと、日々の観察ポイントも整理され、早期に異変に気づけますよね。

［表2］A-DROP

A	**A**ge	男性70歳以上、女性75歳以上
D	**D**ehydration	BUN21mg/dL以上または脱水あり
R	**R**espiration	SpO$_2$90%以下(PaO$_2$60Torr以下)
O	**O**rientation	意識変容あり
P	Blood **P**ressure	血圧(収縮期)90mmHg以下

軽　症：上記5つの項目のうちいずれも満たさないもの。
中等度：上記項目の1つまたは2つを有するもの。
重　症：上記項目の3つを有するもの。
超重症：上記項目の4つまたは5つを有するもの。ただし、ショック
　　　　があれば1項目のみでも超重症とする。

(文献8より引用)

［表3］CURB-65

C	**C**onfusion(昏迷)	見当識障害
U	**U**remia(尿毒性)	BUN>20mg/dL
R	**R**espiratory rate(呼吸数)	呼吸数30回/分以上
B	**B**lood pressure(血圧)	収縮期血圧90mmHg以下あるいは拡張期血圧50mmHg以下
65	65(年齢)	65歳以上

※各1点とし、2つ以上満たした場合には入院が必要、3つ以上満たした場合にはICUにて初期治療を
　することが多い。

(文献9より引用)

［表4］PSI(Pneumonia Severity Index)

特性		点数
背景	年齢	●男性：年齢 ●女性：年齢−10
	ナーシングホーム居住者	+10
合併症	悪性腫瘍	+30
	肝疾患	+20
	うっ血性心不全	+10
	脳血管障害	+10
	腎疾患	+10
身体所見	精神状態の変化	+20
	呼吸数30回/分以上	+20
	収縮期血圧90mmHg未満	+20
	体温35℃未満または40℃以上	+15
	脈拍数125回/分以上	+10
検査値	pH7.35未満	+30
	BUN10.7mmol/L以上	+20
	Na130mEq/L未満	+20
	グルコース13.9mmol/L以上	+10
	Ht30%未満	+10
	PaO$_2$60Torr未満(SpO$_2$90%未満)	+10
	胸水の存在	+10

点数によるクラス分けと評価

	点数	推奨される 治癒場所
Ⅰ	点数なし	外来
Ⅱ	70以下	外来
Ⅲ	71〜90	入院(短期)
Ⅳ	91〜130	入院
Ⅴ	130以上	入院

(文献10を参考に作成)

第 6 回　SpO₂ 低下

姿勢を意識してみよう

　SpO₂低下を認め、ベッドサイドに行くと患者さんはどのような姿勢をとっているものでしょうか。苦しい場合には通常楽な姿勢をとろうとするはずです（なりたくてもなれないこともありますが）。

　例えば、心不全やCOPD患者さんでは、臥位よりも**座位**を好むでしょう（**起座呼吸**）。さらに、座位の姿勢にも少し違いがあり、心不全の場合には、前傾姿勢になると苦しくなる（前屈時呼吸困難[bendopnea]といいます）ため、**背もたれにもたれるようにして座ることを好みます**[9]。それに対してCOPD患者さんでは、息を吐きやすくするため、むしろ**前傾姿勢を好む**はずです。

　ベッドにもたれかかってドカッと座っていたら心不全、ベッドテーブルに上肢を置いて座っていたらCOPD、こんな感じが一般的です（**図5**）。

靴紐を結ぶように座って屈み込むと、胸腔内圧が上昇します。それがゆえに左室拡張末期圧充満圧が上昇し、呼吸困難を訴えます。

[図5] 心不全とCOPDの姿勢の違い

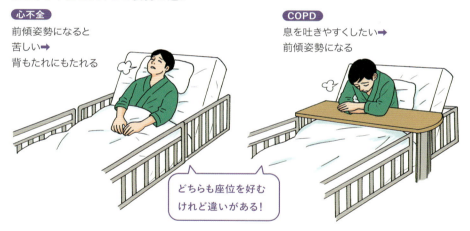

心不全
前傾姿勢になると
苦しい➡
背もたれにもたれる

COPD
息を吐きやすくしたい➡
前傾姿勢になる

どちらも座位を好む
けれど違いがある！

SpO₂低下、その前に…

バイタルサインのみるべき4つのポイントを覚えているでしょうか。この4点を今回もパッと確認します。

特に、呼吸数は最も重要なバイタルサインであることを強調してきました。**図6**を見てください[11]。これは、院内における急変前のバイタルサインの変化を示したものですが、**SpO₂が低下するよりも前に呼吸数が上昇している**のがよくわかると思います。また、**SpO₂が低下し始めると、その後の変化は急激に悪化する**こともわかります。

別の報告ですが、呼吸数が26回/分を上回っているときには急変のリスクが高く、特にFiO₂が30％以上要している場合には要注意と報告されています[12]。FiO₂30％というと経鼻酸素カニューレで3L/分程度の酸素投与ですから、数L/分だから大丈夫ではなく、**呼吸数が優位に上昇している場合には、慎重な対応が必要**なことがわかりますよね。

パルスオキシメータの原理の部分でも記載しましたが、循環不全の状態では拍動がキャッチできず測定エラーが生じることがあります。SpO₂が低下している場合には、ショックの可能性も考慮し、バイタルサインを評価する必要があるのです（血圧低下などショックの初期対応に関しては次回、お楽しみに）。

- **バイタルサインのみるべき4つのポイント**
  1. 呼吸数を意識せよ
  2. 軽度の意識障害を見逃すな
  3. 普段との比較を意識せよ
  4. 総合的な判断を

[図6] 急変前のバイタルサインの変化

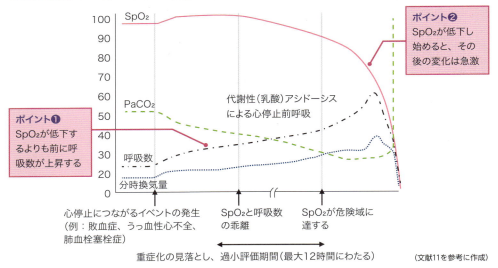

（文献11を参考に作成）

第 6 回　SpO₂ 低下

SpO₂低下に出会ったら

　それでは、実際にSpO₂が低下している場面に遭遇したらどのように行動するべきか、最後にまとめておきましょう。SpO₂が低下しているものの、本人の訴えが特になくバイタルサインの変化がなければ落ち着いて対応すればよいですが、呼吸困難を訴える、呼吸数が速く、SpO₂が目標とする数値よりも低下している場合には酸素投与を開始、増量しつつ原因に対する治療を迅速に介入する必要があります。

❶気道緊急ではないかを迅速にチェック

　肩で呼吸をしていて吸気性喘鳴（stridor）を認める、チョークサインを示し窒息が示唆される、このような場合には超緊急事態ですので、すぐにドクターコールするようにしましょう。明らかな窒息であれば、**腹部突き上げ法（ハイムリック法）**を行います。

　アナフィラキシーを疑う場合にも、アドレナリンの筋注など迅速に対応する必要があることはすでに勉強済みですよね。不安？　そんな方は、あ、もうわかってますね……。

❷バイタルサインをチェック

　呼吸数が速くつらそうにしている、普段と比較し意識が悪い、血圧が低いなどを認める場合には緊急性が高いと判断し、ドクターコールを躊躇しないようにしましょう。**qSOFA**（**表5**）[13]という敗血症診療を中心に用いられる３つの項目からなる指標がありますが、SpO₂が低下している症例で、３つのうち１つでも満たす場合には、ドクターコールとシンプルに覚えておくことをお勧めします。

　実際には、高齢者では誤嚥（不顕性誤嚥含む）によるSpO₂低下が多く、吸引を行うことで改善することも多いですが、そのような場合も再発を防ぐために対策を講じる必要があるため、担当医と情報共有は行ってくださいね。

[表5]qSOFA

●呼吸数≧22回/分	●意識障害	●収縮期血圧≦100mmHg

> SpO₂が低下していて、3つのうち1つでも満たす場合はドクターコール

（文献13より引用）

＊

　今回も孫子の言葉から１つ紹介しておきます[14]。

「善なる者は、道を修めて法を保つ」

　戦闘指揮にすぐれた者は、勝敗の道理を見きわめ、原則を忠実に守るという意味です。急変対応は起こるべくして起こることが多く、起こってから慌てるのではなく、未然に防ぐ、または早期に介入することが重要です。また、みるべきポイントは意外とシンプルですが、患者さんごとに起こりうる事柄は異なります。急変対応の５Pを意識し、患者さんの発するサインを早期にキャッチできるようになりましょう。

83

今回の事例

今回の学びから よくなったね！

石川さんの病室

石川さん、担当の高端です。よろしくお願いします。血圧など測らせてくださいね。

（酸素をマスクで吸いながら）お願いします。

（血圧134/68mmHg、脈拍91回/分、SpO₂100%［6 L/分］、体温37.4℃）息苦しいことや、つらいところはありませんか？

はい。大丈夫です。

SpO₂100%と十分過ぎるので酸素を少し下げますね。（少し様子を見て）カニューレ3 L/分で97%、問題ないですね。特に症状は変わりませんか？

GOOD!
SpO₂の目標値を理解し、酸素を減量できていますね。

変わらないですね。

数時間後

石川さん、就寝の時間です。お変わりないですか？

え？　あ、はい。（ごほ、ごほっ）咳が出るぐらいですね。

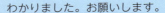

SpO₂は94%、少し下がってきましたね。血圧とか測らせてくださいね。（呼吸は少し速め、血圧は大丈夫と）酸素は4 L/分に上げますね。佐東先生にも報告しておきますね。

GOOD!
患者さんの状態の変化に早期に気づき、介入できていますね。

わかりました。お願いします。

> 第 6 回 SpO₂ 低下

Column 超高齢者でも施行可能なハイムリック法

　「ハイムリック法」とは、腹部突き上げ法の別名です。窒息のサイン（チョークサインなど）を示す傷病者に声をかけながら背後に回り、片方の手を拳にした状態で傷病者のお腹の辺り（へそとみぞおちの間）に当て、もう一方の手を同部位に重ね斜め上方に素早く突き上げます。乳児や妊婦では避けたほうがよいですが、**入院中の高齢者で背部叩打法での解除が難しいようであれば、積極的に行い、窒息を解除しましょう。**

　気道の閉塞時間と転帰とは相関が示されており、4分以内に閉塞を解除することが目標です[1]。悩んでいる暇がないため、ぜひ背部叩打法とともに実施方法を理解しておきましょう。

　ちなみに、ハイムリック法は米国の胸部外科医ヘンリー・ハイムリック（Henry Judah Heimilich, 1920〜2016）が考案した窒息解除法ですが、彼自身が96歳のとき、同じ施設に入所していた87歳の女性が食事中に喉を詰まらせ、自らこの手法で見事に解除しています。ご本人は、このときがはじめて実践で行ったハイムリック法だったというのだから驚きですが、超高齢者であっても方法を正確に理解していればできる処置ですから覚えておいて損はないですよね。

〈引用文献〉
1. Igarashi Y, Norii T, Sung-Ho K, et al. : Airway obstruction time and outcomes in patients with foreign body airway obstruction : multicenter observational choking investigation. *Acute Med Surg* 2022 ; 9 (1) : e741.
PMID : 35309267　　DOI : 10.1002/ams2.741

〈引用文献〉
1. 青柳卓雄：パルスオキシメータの誕生とその理論. 日本臨床麻酔学会誌 1990；10 (1)：1-11.
2. Appleホームページ：血中酸素ウェルネスアプリで、血中に取り込まれた酸素のレベルを測定する.
https://support.apple.com/ja-jp/HT211851 (2025.1.20アクセス)
3. Spaccarotella C, Polimeni A, Mancuso C, et al. : Assessment of Non-Invasive Measurements of Oxygen Saturation and Heart Rate with an Apple Smartwatch : Comparison with a Standard Pulse Oximeter. *J Clin Med* 2022 ; 11 (6) : 1467.
PMID : 35329793　　DOI : 10.3390/jcm11061467
4. 吉村淳一，山浦健，外須美夫，他：術前の患者評価に用いられる息こらえ試験はどのような負荷をもたらすか？　血圧、心拍数、SpO₂の連続モニターによる検討. 臨床モニター 1996；7 (suppl)：54.
5. Girardis M, Busani S, Damiani E, et al. : Effect of Conservative vs Conventional Oxygen Therapy on Mortality Among Patients in an Intensive Care Unit : The Oxygen-ICU Randomized Clinical Trial. *JAMA* 2016 ; 316 (15) : 1583-1589.
PMID : 27706466　　DOI : 10.1001/jama.2016.11993
6. Kilgannon JH, Jones AE, Parrillo JE, et al. : Relationship between supranormal oxygen tension and outcome after resuscitation from cardiac arrest. *Circulation* 2011 ; 123 (23) : 2717-2722.
PMID : 21606393　　DOI : 10.1161/CIRCULATIONAHA.110.001016
7. Austin MA, Wills KE, Blizzard L, et al. : Effect of high flow oxygen on mortality in chronic obstructive pulmonary disease patients in prehospital setting : randomised controlled trial. *BMJ* 2010 ; 341 : c5462.
PMID : 20959284　　DOI : 10.1136/bmj.c5462
8. 日本呼吸器学会呼吸器感染症に関するガイドライン作成委員会編：成人市中肺炎診療ガイドライン. 日本呼吸器学会，東京，2007.
9. Lim WS, van der Eerden MM, Laing R, et al. Defining community acquired pneumonia severity on presentation to hospital: an international derivation and validation study. *Thorax* 2003 ; 58 (5) : 377-382.
PMID : 12728155　　DOI : 10.1136/thorax.58.5.377
10. Fine MJ, Auble TE, Yealy DM, et al. : A prediction rule to identify low-risk patients with community-acquired pneumonia. *N Engl J Med* 1997 ; 336 (4) : 243-250.
PMID : 8995086　　DOI : 10.1056/NEJM199701233360402
11. Lynn LA, Curry JP : Patterns of unexpected in-hospital deaths : a root cause analysis. *Patient Saf Surg* 2011 ; 5 (1) : 3.
PMID : 21314935　　DOI : 10.1186/1754-9493-5-3
12. Okawa R, Yokono T, Koyama Y, et al. : Clinical Sign-Based Rapid Response Team Call Criteria for Identifying Patients Requiring Intensive Care Management in Japan. *Medicina* 2021 ; 57 (11) : 1194.
PMID : 34833412　　DOI : 10.3390/medicina57111194
13. Singer M, Deutschman CS, Seymour CW, et al. : The Third International Consensus Definitions for Sepsis and Septic Shock (Sepsis-3). *JAMA* 2016 ; 315 (8) : 801-810.
PMID : 26903338　　DOI : 10.1001/jama.2016.0287
14：島崎晋：眠れなくなるほど面白い 図解孫子の兵法. 日本文芸社，東京，2019.

第 7 回
血圧低下：
血圧が下がってからでは遅すぎる！

血圧はバイタルサインのなかでも特に気になるもの。
血圧低下のサインにいち早く気づき、
適切な行動をとるための知識を身につけましょう。

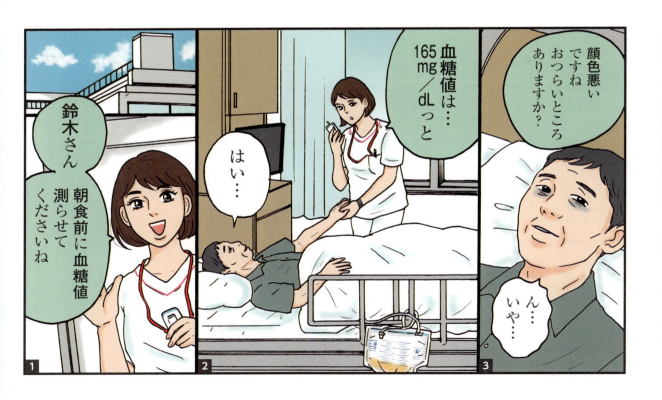

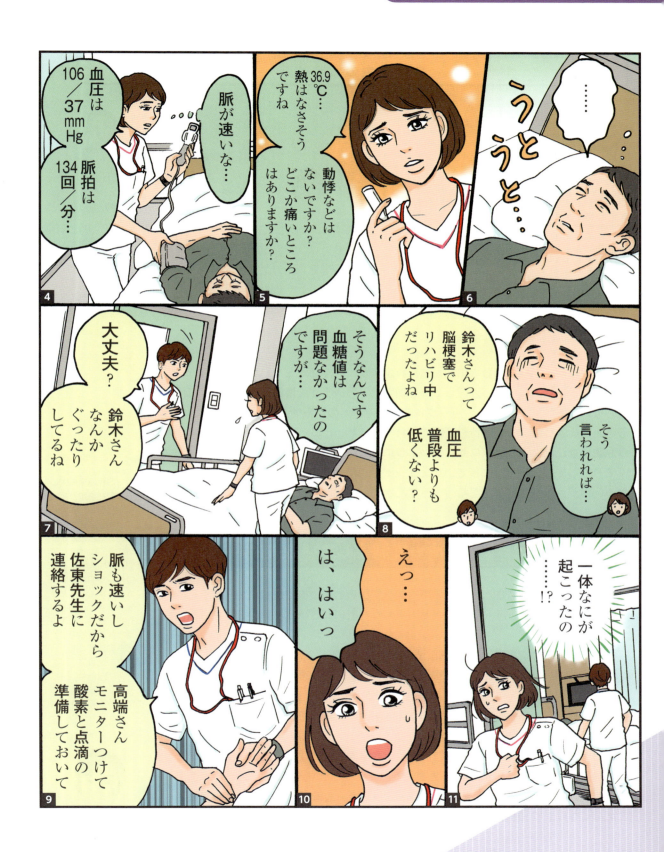

今回の事例（つづき）

── 急変発生の数時間前 ──

高端ナース:　鈴木さん、おはようございます。よく眠れましたか？

鈴木さん:　ちょっと寝苦しかったですね。熱っぽい気もして。

高端ナース:　そうですか。体温測定しておきましょうか。血圧も。

鈴木さん:　はい、お願いします。

高端ナース:　36.1℃、熱はないですね。血圧は128/85mmHg、大丈夫そうですね。今日もリハビリあるのでがんばりましょう。

鈴木さん:　あ、はい（なんか、だるいけどなぁ）。

　バイタルサインには複数の項目が含まれますが、なんだかんだいってそのなかでも血圧は、特にみなさんが注目している項目だと思います。冒頭の症例のように血圧が低いとあせりますよね。ショック状態の患者さんの対応は1分1秒を争うため、心停止時のようにとるべき行動を頭に入れておきたいところです。しかし、それよりも重要なことは**ショックに陥らないようにすること**です。

　それにしても、楽しみにしていたミュージカルが憎きコロナのせいで突如中止になるのはショックすぎますよね……ってことで、今回はショックのお話。

血圧ってどうやって測定しているの？

　みなさん、担当患者さんの血圧を毎日測っていると思いますが、測定原理を理解していますか。え？　そんなの上腕部にクルッと巻いてピッとボタンを押せば数値が……。

　私世代の看護師であれば、昔は聴診法で測定していましたよね？　上腕用カフ（マンシェット）を巻いて、その下に聴診器を当て、カフを急速に加圧した後、ゆっくり減圧していくあれです。水銀式血圧計を直視しながら、上腕動脈の血流音（コロトコフ音）が聴こえ始めたらそれが収縮期血圧（第Ⅰ相）、聴こえなくなったら拡張期血圧（第Ⅴ相）です（**表1**）。

　コロトコフ音は心音ではなく血管音です。要は**血管をカフで圧迫し閉塞させ、そこを徐々に解除することによって聴こえる音をキャッチ（最初に聴こえるのが最高血圧＝収縮期血圧）し、血圧を測定**しているのです。血管が完全に開けば雑音も聴こえなくなります（最低血圧＝拡張期血圧）。

新型コロナ感染拡大のなかで観劇予定が中止になったミュージカルは数々あります。最も衝撃的だったのが帝国劇場で再演された『笑う男』です。開幕初日、いつもなら開場時間にスムーズに入ることができるはずが、劇場前に列がずらり。その後開場となったものの、ロビーで待機しているときに中止のアナウンス……あれは本当にショックでしたね。その他、『ミス・サイゴン』『エリザベート』などなど……くぅ……。

第 7 回　血圧低下

　水銀式血圧計は水銀の環境問題から推奨されず、現在多くの施設で利用しているのは電子血圧計（みなさんが現在よく使用するクルッと巻いてピッと押すあれです）だと思いますが、その場に電子血圧計がない、電池が切れている、またはうまく測れない、そんなときは聴診法や、より原始的な方法で測定する必要があります。電子機器にエラーや故障はつきものですので、ここではどこでも誰でも判断可能な血圧推定法を2つ覚えておきましょう。

[表1]コロトコフ音

第Ⅰ相	減圧した際に最初に現れる、血管を鋭く震わせる振動音を聴診する（最高血圧＝収縮期血圧）
第Ⅱ相	わずかに開いた血管内に血液が流れ込むことによる笛吹音（シューという音）を聴取する
第Ⅲ相	中等度開いた血管内に生じるやわらかい叩打音を聴取する
第Ⅳ相	叩打音が急速に弱まり、さらに弱い雑音（muffling）を聴取する
第Ⅴ相	血管が完全に開き、すべての音が消失する（最低血圧＝拡張期血圧）

● 触診による血圧測定①

　その場に血圧計がなかったら、みなさんどのように患者さんの血圧を推定しますか？　そう、脈（動脈）を触れますよね。それでは、どこの脈を触れるでしょうか？　身体全身に血管が巡っているわけですが、そのなかで触知可能な箇所は限られます。頸動脈、橈骨動脈、大腿動脈は有名ですね。その他、浅側頭動脈、上腕動脈、尺骨動脈、膝窩動脈、足背動脈なども触れます。一度、自身の動脈を触れて確認してみましょう。

　多少の個人差はあるものの、頸動脈の脈拍が触知可能であれば収縮期血圧は50mmHg程度、大腿動脈で可能であれば70mmHg程度、橈骨動脈で可能であれば80mmHg程度と推定されます[1]。心臓からの距離が近ければ近いほど低い血圧でも触知可能なため、このような数値となっています。心停止か否かを確認する際、橈骨動脈ではなく頸動脈で脈拍の触知を確認する理由もこれでわかりますよね。

● 触診による血圧測定②

　ショック状態など、明らかに状態が悪い患者さんでは、前述した3か所で脈拍の触知を確認しますが、橈骨動脈で脈拍を十分触知可能な場合には、もう一歩踏み込んで確認してみましょう。これはマンシェットで圧迫する代わりに、自分の手を図1（p.90）のように利用して測定します。橈骨動脈を触診しながら上腕動脈を圧迫するのですが、この圧迫が軽度（soft）で橈骨動脈の脈拍が消失すれば収縮期血圧は120mmHg以下、中等度（moderate）で消失すれば120～160mmHg、高度（strong）で消失すれば160mmHg以上と推定できます。

89

[図1] 触診による血圧測定

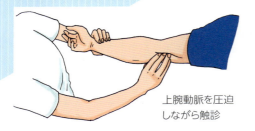

上腕動脈を圧迫
しながら触診

上腕動脈の圧迫の程度で収縮期血圧を評価

軽度で橈骨動脈の脈拍が消失	120mmHg以下
中等度で橈骨動脈の脈拍が消失	120〜160mmHg
高度で橈骨動脈の脈拍が消失	160mmHg以上

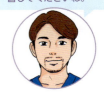

心停止の対応が不安という方は、第4回「院内心停止の対応」を復習してくださいね。

ショックの定義

　後輩から「ショックってなんですか？」と聞かれてどう答えますか？　「ショックとは血圧が低いこと」、そんなふうに答えているようではダメですよ。

　ショックとは、「生体に対する侵襲あるいは侵襲に対する生体反応の結果、重要臓器の血流が維持できなくなり、細胞の代謝障害や臓器障害が起こり、生命の危機にいたる急性の症候群」と定義されます[2]。なんだか小難しいですが、**重要臓器の血流が維持できなくなる**、これがポイントです。ここには、「血圧が○○以下がショック」とは定義されていません。収縮期血圧が90mmHg以下の場合をショックと判断することが多いのは事実ですが、これではいけないことは少し考えればすぐにわかります。

　さて、みなさんの普段の収縮期血圧はいくつでしょうか？　20〜30歳代の女性であれば100/65mmHgなど、収縮期血圧が100mmHg前後の方も多いでしょう。私はこう見えて（どう見えてるか知りませんが）、自宅での血圧は110/70mmHg程度です。それに対して入院患者さんの多くは、高齢者で高血圧を指摘されている方が多いですよね。担当患者さんの血圧を測定すると、収縮期血圧が150mmHgを超えている方はめずらしくありません。普段の収縮期血圧が100mmHgの方と150mmHgの方で、ショックと判断する血圧の基準が同じではおかしいですよね。そう、バイタルサインは普段との比較を意識することが大切なのです（バイタルサインのみるべき4つのポイント）。

　一般的に、正常血圧は**120/80mmHg程度**とされています。もちろん、年齢や個人個人の抱えている病気や症状によって多少目標値は異なりますが、成人ではおおよそその程度です。血圧を測定したことがある方ならわかると思いますが、**日中の血圧よりも就寝前の血圧のほうが低いのが一般的**で、10〜20mmHg程度変化することはめずらしくありません。

●バイタルサインのみるべき
4つのポイント
❶呼吸数を意識せよ
❷軽度の意識障害を見逃すな
❸普段との比較を意識せよ
❹総合的な判断を

ショックの際に認める所見は?

　一度、血圧のことはおいておき、ショックの際の症状に関して考えてみましょう。「橈骨動脈で脈拍を触知できるものの、微弱で血圧が低いかも?」と思った際には、患者さんのどのような症状や所見に注目するべきでしょうか。また、見た目で「ショックかも?!」と疑うサインを把握することができれば、遅滞なく介入できますよね。

　ショックの定義に含まれる、"重要臓器の血流が維持できなくなる"、このサインがないかをパッと確認する必要があります。簡単に言うと、**血の巡りがいまいち**、そのような所見を確認すればよいわけですが、これは多くの場合、**"なんだかマズそう"**と直感的にビビッとくる際に認められる所見と合致します。

●直感(intuition, gut feeling)を大切に

　みなさん、「なんだか原因はわからないけれど、患者さんの状態がよくなさそうだ」、そんなふうに感じることはないでしょうか? 普段と比べて元気がない、反応が乏しい、ぐったりしている、そのような状態の際に介入が遅れ、その後、患者さんの具合が悪くなってしまった経験……誰にもありますよね。

　患者さんの最も近くにいる存在であるみなさんが、"なんだかマズそう"と感じる場合、それはだいたいマズい状態です。そのような場合に、気軽に担当医などへ相談できる環境をつくることも大切ですが、**みなさんが一歩踏み込み、その直感を言語化し、次の行動に移すための根拠をつかみ取ることができれば、理想のタイミングで介入することができるようになるでしょう。**

　直感だけでは、正確な診断精度は50%程度と高くないものの、80%以上の確率で重症な患者さんを拾い上げられます。そして、この精度は医師の場合ですが、卒後年数による大きな変化はないと報告されています[3]。看護師のみなさんは、一番患者さんに近いところで日々働いていますから、この直感力が重要であることを認識し、日々鍛錬すれば、確実に患者さんの発するサインに気づけるはずだと私は確信しています。

●直感的にみている、みるべき点は?

　みなさんが感じる"なんだかマズそう"は、どこから感じ取るものなのでしょうか? 担当患者さんがスヤスヤ眠っているのをマズいと判断することはありませんし、食事をバクバク食べている姿を見てマズいとは思いませんよね。抱えている疾患や病態によって、多少みるべき点は異なりますが、私は患者さんをみて、"マズいかマズくないか"を判断する際には、まず**表2**の項目を意識しています。ここでは、瞬時に判断可能な2つの項目に関して整理しておきましょう。

[表2]こんな患者さんはマズいかも?! を意識する項目

●顔色、表情、眼力、姿勢	●呼吸数、意識状態
●皮膚所見、冷や汗	●失神、生あくび
●強い痛み、増悪する痛み	

ショックを見抜く瞬時に判断できる2つの項目

●顔色・表情・眼力

「○○さん、なんだか疲れてない？」「○○さん、元気ないけど大丈夫？」、そんなことを言われたことはないでしょうか？ これらの発言は**相手の顔色や表情**、さらには**口数や声量**などで判断していますよね。これらは"嫌われる人のよけいな一言"などと言われてしまうこともあり、最近は言葉の選択に悩むこともありますが、まぁ、相手を気遣う姿勢が大切です。

患者さんは、何らかの理由で体調を崩して入院しているわけですから、パッとみて**顔色や表情が普段と比較してよくない**、**眼力がなくぐったりしている**、そんな場合には後回しにすることなく精査をすることが大切です。

●皮膚所見、冷や汗

みなさん、具合が悪い患者さんの手足を触って冷たい、または色が悪いと感じたことはないでしょうか？

血の巡りが悪い（循環不全）サインとして最もわかりやすいのが、皮膚所見でしょう。走るなどの運動をする際には、身体は心拍出量を5倍程度へ上昇させ、骨格筋や皮膚への血流量を増やすのに対して、ショックなど循環不全の場合には、心臓、脳、腎臓などの重要な臓器へは血流を一定に保つ一方で、骨格筋や皮膚への血流は著しく低下します。特に、上腕部や大腿部よりも**前腕部や下腿部など末梢部位では顕著**となり、ショック患者の多くは同部位を触診すると冷たいと感じます。敗血症性ショックなど血液分布異常性ショックの場合には、血管抵抗が低下することから、**早期は四肢が温かい**のが特徴的です（詳細は後述）。

触診とともに視診も重要です。膝まわり、体幹部を確認しましょう。パッと見て**図2**のような所見が認められたらマズいと判断します。これは**mottling skin**と呼ばれ、血液の循環が悪い結果として認められる代表的な所見です。具合がなんだか悪そうな患者さんにmottling skinがみられていたら、たとえ血圧が保たれていたとしてもショックの可能性が高いと判断するべきでしょう[4]。

また、**アナフィラキシー**も意識しておく必要があります。詳細は第5回に譲りますが、入院中はさまざまな薬剤に曝露する機会もあるため、常に起こりうると認識しておきましょう。疑って皮膚所見などを確認すれば、判断はそれほど難しくありません。

[図2] mottling skin

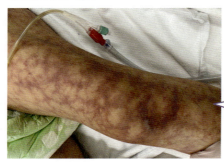

赤紫色の網目のような模様がみられる

アナフィラキシーについては第5回を参考にしてください。

第 7 回 血圧低下

みなさん、ジトッとした嫌な汗をかいたことはないでしょうか？ 緊張したとき、腹痛などの強い痛みを自覚したとき、額や手に汗をかきますよね。これは「冷や汗」と表現されますが、**交感神経が賦活されているときに認められる所見**です。つまり、身体がマズい状態、気持ちが高ぶっている状態などに認められます。

ショックが代表的ですが、それ以外に**急性冠症候群（急性心筋梗塞）、低血糖、アルコールや薬物などの離脱、有機リンなどの中毒**でも認められ、どれも急を要する病態のサインです。冷や汗をかいている患者さんを見たら、こちらも冷や汗をかくぐらいあせって対応する必要があります（理想はそんなときもあせらず対応したいですけどね）。**尿管結石**など、病気自体は重篤なものでなくても冷や汗を認めることはありますが、瞬時に原因を同定することは難しく、また強い痛みはつらく、可能な限り鎮痛を急ぐべき状態ですので、冷や汗を確認したらマズいと判断し対応するべきでしょう。

ショックの際のバイタルサインは？

それでは、みなさんお待ちかね（待ってないか……笑）、血圧などのバイタルサインの話に戻りましょう。ショックの際、バイタルサインはどのように変化しているでしょうか？ 第6回で急変前のバイタルサインの変化として、SpO$_2$が低下する前に呼吸数が上昇することなど、呼吸数の重要性に関して説明しました。同様に、**血圧が突然下がるのではなく、なんとか必要な血圧を維持しようと、われわれの身体はがんばってくれます**。そのサインを早期にキャッチすることがポイントとなります。

表3を見てください。これは出血量とバイタルサインの変化を示したものです。推定出血量が循環血漿量の30％を超えて、はじめて血圧が低下することがわかります[6]。**血圧だけで判断していては手遅れになる**のがよくわかりますよね。

[表3] 出血量とバイタルサイン

推定出血量（循環血漿量に対する割合）	<15%	15〜30%	30〜40%	40%<
起立性変化	脈拍数増加 ≧30/分	収縮期血圧低下 ≧20mmHg	拡張期血圧低下 ≧10mmHg	拡張期血圧低下 ≧10mmHg
脈拍（回/分）	<100	>100	>120	>140
脈圧	正常	低下	低下	低下
収縮期血圧	正常	正常	<90mmHg	<70mmHg

（文献6より引用）

ところで、みなさんの身体の中にはどのぐらいの血液が流れているのかご存じでしょうか？ 個人差はありますが、1つの目安として**体重の13分の1程度**といわれています。50kgの方であれば約4L、70kgの方であれば約5L程度です。**心臓から1回の拍動で拍出される量（1回心拍出量）が約70mL、正常の心拍数は70回/分程度**ですから、心拍出量は5L/分（70mL×70回/分）程度です。そう、私たちの身体の中では、1分間で全身の血液が一巡しているのです。

誌面の都合上割愛しましたが、爪の所見も循環不全をキャッチするのに有用です。爪床が白くなるまで圧をかけ10秒維持し離します。その後、爪に正常な色が戻るまでにかかった時間を毛細血管再充満時間（capillary refilling time：CRT）と呼び、3秒が正常上限とされます。これ以上の時間がかかる場合にはmottling skinなどと同様、血の巡りが悪いことを示唆します[5]。

血圧は脈圧にも注目しましょうね（p.114コラム「血圧は脈圧も意識しよう！」参照）。

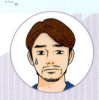

そう考えると、心停止へ陥ると1分ごとに心拍再開率が10％ずつ低下していくこともなんとなく納得できますよね[7,8]。ゆーっくり巡っているのであれば、少しぐらい心臓がさぼってもなんとかなりそうですが、たった1分間さぼっただけで重要な臓器へ血液が巡らなくなってしまうなんて……。

● 血圧低下、その前に…

それでは、ショックを早期に認識するために、どこに注目すればよいのでしょうか？ 表3 (p.93)で血圧よりも早期に変化を認めるバイタルサイン、そうです**脈拍数（心拍数）**です。90mmHg未満など、明らかに血圧が低下している場合には誰もが気づきますが、血圧が一見すると正常の場合には判断が遅れがちです。そのため、**血圧と脈拍をセットで判断することを癖づけましょう。**

じつはこの話は第3回で解説しています。大事な点のため再度述べましたが、「バイタルサインのみるべき4つのポイント」の"④総合的な判断を"、で取り上げました。**ショックインデックス（SI）**も覚えているでしょうか。「脈拍数／収縮期血圧」で定義され、これが0.9を超えている場合には、たとえ血圧が保たれていたとしても、「マズい状態かも？」と認識し、精査する必要があるのでしたね。

● 姿勢も大切

みなさん、急に立ち上がったときなどに血の気が引くような経験、ありますよね。完全に意識を失ってしまえば失神ですが、その前段階が**立ちくらみ、前失神**です。失神、前失神は脳血流が低下した結果引き起こされるものですから、そのような患者さんを対応する際には、**脳血流を回復しやすくするために臥位とし、足を挙上**します。

表3をいま一度見てください。推定出血量が15%未満の場合、血圧も脈拍数も正常ですが、**起立性変化で脈拍数が増加する**とあります。患者さんは、起き上がると立ちくらみがする、めまいがするなど前失神症状を認める場合には、**脳血流が保たれやすい臥位を自然と好みます**。そのため、臥位ではバイタルサインの異常がおおむね認められなくても、直感的に気になる場合には、わずかな出血を見落とさないために、臥位だけでなく座位や端座位（立位が望ましいですが、状態があまりよくないときにはいきなり立たせるのは危険ですよね）で血圧と脈拍を測定し、変化がないかを確認するとよいでしょう。

また患者さんは、通常最も楽な姿勢を好みます。ショックの患者であれば**座位よりも半座位、臥位を好む**でしょう。また**側臥位を好む**ことも多く、その場合には**患側を上にする**ことが多いでしょう。

下肢を挙上し、血圧が上昇したからといって安心してはいけません。時間稼ぎにすぎませんから、出血や脱水など血圧が低下する要因に対する介入として、止血などの根本的治療とともに細胞外液や輸血の投与が必要です。

ショックの4分類

突然ですが、ショックはいくつに分類されるでしょうか？ これを理解するためには、血圧がどのように規定されているかを理解する必要があります。

血圧を規定する4つの因子を理解しているでしょうか？ 学生のときに習いましたよね。オームの法則（電圧＝電流×抵抗）ってやつです。忘れてましたね。まぁOKです。この法則と同じく、血圧も以下のように規定されます。

平均血圧＝心拍出量×末梢血管抵抗……………(a)

そして(a)の式のうち心拍出量は、

例えば左肺に病変があり、左胸水がたまっていたとします（患側：左、健側：右）。この場合は右側臥位を好むことが多いでしょう。なぜなら、換気が多いところに血流を流せば、酸素化がよくなるからです。右肺が下になることで右肺に血液が流れやすく、換気と血流の不均衡が解消されるわけです。

$$心拍出量(mL/分)=1回心拍出量(mL/回)×心拍数(回/分)\cdots\cdots\cdots(b)$$

と規定され、さらに1回心拍出量は、

$$1回心拍出量(mL/回)=前負荷(拡張末期\langle収縮直前\rangle に心室内に充填された血液量)×\\心収縮力(血液を押し出す力)\cdots\cdots\cdots(c)$$

と規定されます。(b)、(c)を(a)に挿入すると、

$$平均血圧=①前負荷×②心収縮力×③心拍数×④末梢血管抵抗\cdots\cdots\cdots(A)$$

となり、これが血圧を規定する4つの因子となります。

「もうヤダ！」そんな声が聞こえてきそうですが、じつはそれほど難しいことではありません。これを自転車のタイヤの空気が抜けてしまい、空気入れでシュポシュポ空気を入れている状況を思い浮かべながら考えてみましょう（空気入れが心臓、タイヤが血管のイメージです）。

空気入れが正常で、タイヤに穴があいていなければ、押した分だけタイヤに空気が入ります。(A)の式でいうところの空気入れで押し込む量が①前負荷、空気入れを押し込む勢いが②心収縮力、シュポシュポの回数が③心拍数、押し込んだときに感じる抵抗が④末梢血管抵抗です。わかりました？

ショックは**表4**のように4つに分類されます。血圧を規定する因子である①〜④に違いがあることが理解できると思います（本来はもう少し複雑ですが、まずはこれだけ理解しましょう）。代表的な原因は**表5**（**p.96**）のとおりです。それぞれ空気入れとタイヤの例で考えてみましょう。

[表4]血圧を規定する因子とショックの分類

	①前負荷	②心収縮力	③心拍数	④末梢血管抵抗
①循環血液量減少性ショック (hypovolemic shock)	↓			
②血液分布異常性ショック (distributive shock)				↓
③心原性ショック (cardiogenic shock)		↓	↓ ↑	
④閉塞性ショック (obstructive shock)	↓			↑

❶循環血液量減少性ショック

出血や脱水によるショックです。パンクしているタイヤに空気を押し込んでいるイメージです。タイヤのどこかに穴があいている状況では、空気を入れても入れても抜けていってしまいます。抜けていく量以上の空気を押し込めば、タイヤはパンパンになりますが、手をゆるめればまた抜けてしまいます。空気入れの場合には、空気は無限にあるため常に前負荷は十分ですが、**身体の中の血液は限りがあるため、①前負荷が徐々に減少し、ショックへ陥ります。**

95

[表5]ショックの代表的な原因(病態、疾患)

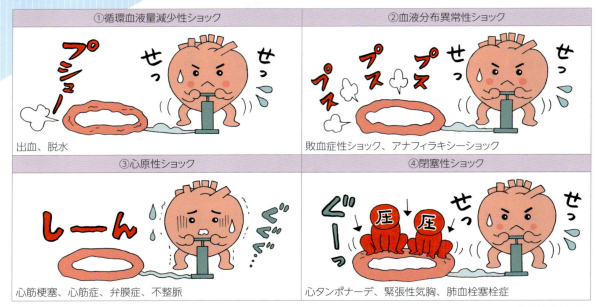

（文献9を参考に作成）

❷血液分布異常性ショック

　最も頻度の高いショックです。**敗血症性ショックやアナフィラキシーショック**がここに分類されます。**末梢の血管抵抗が低下し、相対的に①循環血液量減少性ショックのような状態となります。**空気入れ(心臓)は問題なく、タイヤにも大きな穴はあいていないものの、入れても入れても血管がギュッと締まっていないため、ジワーッと漏れていくイメージです。

　血管抵抗が低下していることが根本的な原因であるため、治療には敗血症性ショックではノルアドレナリン、アナフィラキシーショックではアドレナリンといった血管収縮作用のある薬剤が、細胞外液(生理食塩液や乳酸リンゲル〈ラクテック®〉など)の投与に加えて必要となります。

　初期には血管抵抗が低下し、心拍出量が増大するため、**四肢が温かくなる**(warm shockと呼ばれる)のが特徴的であり、①循環血液量減少性ショックと異なる点(この場合には冷たくなる：cold shock)であるため、**四肢は必ず触れましょう。**

❸心原性ショック

　これはわかりやすいですね。空気入れが壊れているなどして正常に機能しないため、タイヤに空気が送り込めません。(A)の式でいうと、②心収縮力、③心拍数に異常があります。心収縮力が落ちれば拍出される血液量が少なく、血圧は下がりそうですよね。また、心拍数が遅すぎれば十分な心拍出量はかせげません。心拍数が速すぎても十分に拡張して収縮できないため、心拍出量は少なくなります。胸骨圧迫の際、きちんと胸郭を完全に戻す(リコイル)が大切であるのと同様です。

❹閉塞性ショック

　空気入れやタイヤ自体には問題はないのですが、周囲にじゃまなものがあって、

108/96mmHgなど、脈圧の低下は心収縮力の低下を示唆します(p.114コラム「血圧は脈圧も意識しよう！」参照)。

胸骨圧迫については第4回で振り返ってくださいね。

96

うまく空気を送り込めない状態です。代表的な疾患が、心臓の周囲に血液などがたまってしまい心収縮力が落ちてしまう**心タンポナーデ**、肺内の空気が何らかの理由で肺外の胸腔内へ漏れ、その漏れ出た空気が肺や心臓を圧迫してしまう**緊張性気胸**、肺の血管に血栓が詰まってしまい酸素を取り込めなくなる**肺血栓塞栓症**です。

それぞれ、じゃましているものを除去する必要があり、心タンポナーデでは**心嚢穿刺**、緊張性気胸では**胸腔ドレナージ**が必要となります（肺血栓塞栓症は重症度によっていろいろなので、ここでは割愛します）。

ショックの4分類を見きわめるには？

ショックの4つの分類のうち、①循環血液量減少性ショックと②血液分布異常性ショックは、どちらもタイヤに穴があいているなどして漏れ出る病態、すなわち**血管内容量が足りない状態**です。それに対して、③心原性ショック、④閉塞性ショックは**空気入れからうまく空気を送り出せない状態**です。心臓から血液を送り出そうとしても送れない、それがゆえに**その前に血液がうっ滞してしまっている状態**です。①と②、③と④の両者をベッドサイドで確認するためには、どうするべきでしょうか？

●首に注目

ここで注目するのが**頸静脈圧**です。「頸静脈怒張」は心不全などでよく聞くワードだと思いますが、要は**心臓からうまく全身に血液が回っていないため、その前で血液がたまっており、それが下肢の浮腫や頸静脈の怒張として現れる**のです。図3のように**内頸静脈**の評価を行うのが一般的ですが、外頸静脈でも問題ありません[10]。通常、座位の状態では頸静脈は確認できず、臥位になると確認できます。

明らかにショックである場合には、臥位の状態で頸静脈を確認し、本来であれば確認できる頸静脈が観察困難であれば、①循環血液量減少性ショックか②血液分布異常性ショック、怒張しているようであれば③心原性ショックか④閉塞性ショックだろうと、ざっくりと当たりをつけます。

[図3] 頸静脈の観察

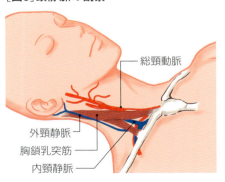

正常
座位で頸静脈は確認できない
↓
臥位にすると確認できる

臥位で頸静脈が観察困難
①循環血液量減少性ショックか②血液分布異常性ショック

臥位で頸静脈怒張
③心原性ショックか④閉塞性ショック

●手背に注目：Anthem sign（国歌斉唱サイン）

みなさん、自身の手背の血管を見てください。心臓よりも下に手がある場合には手背静脈は怒張します。それでは、万歳の姿勢をとってみてください。数秒すると

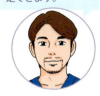

現実には、心機能が低下している患者さんが敗血症性ショック（血液分布異常性ショックの代表です）を起こすこともあり、頸静脈の所見のみで判断できないこともありますが、病歴や四肢の所見などの身体所見と合わせれば、おおよそ原因を推定できます。

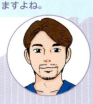

座位で頸静脈が怒張している場合には、③心原性ショック、④閉塞性ショックに準ずる病態を考えます。呼吸困難を訴えている患者が座位で頸静脈怒張を認めれば、心不全や緊張性気胸を積極的に考えますよね。

怒張していた手背静脈はスーッと消退していきますよね。これを利用し、静脈圧の上昇の有無を確認することができます。

図4のように仰向けの状態で胸骨の上に手を置き、手背静脈の怒張の有無を確認します。通常は心臓よりも高い位置にあるため怒張は認められませんが、怒張している場合(anthem sign陽性)には、静脈圧の上昇が疑われます[11,12]。首の所見が確認しづらい、よくわからない、そんなときはぜひ確認してみてください。

[図4]Anthem sign（国歌斉唱サイン）

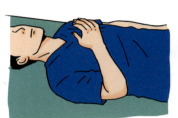
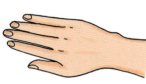
●通常
→手背静脈は怒張しない
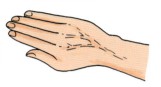
●静脈圧の上昇(anthem sign陽性)
→手背静脈が怒張

院内における血圧低下の原因：5Pをチェック

●急変対応の5P
❶目的(Purpose)：入院の目的・理由は？
❷患者(Patient)：患者さんはどんな人？
❸方針(Policy)：今後の方針は？
❹問題点(Problem)：現在の問題点は？
❺予測(Prediction)：急変する可能性ってある？

それでは、院内における血圧低下の原因にはどのようなものがあるでしょうか？　答えは……患者さんごとに異なる、です。え？　また？　と思うかもしれませんが、とにかく患者さんの把握"5P"が大切なのです。

❶目的（Purpose）：入院の目的・理由は？

3人の患者さんを紹介します。

> a）61歳男性。吐血を主訴に救急外来を受診。上部消化管出血が疑われ、待機的に上部消化管内視鏡検査を行う方針となり入院。現在絶食、点滴管理中。
> b）81歳女性。数週間前、失語、上下肢麻痺を主訴に前医へ救急搬送。精査の結果、心房細動に伴う心原性脳塞栓症の診断となり入院。状態が安定し、リハビリ目的に当院へ転院となった。嚥下障害、半身麻痺を認め、現在、胃管、尿道カテーテル挿入中。
> c）73歳女性。来院前日に自宅で転倒し、体動困難なため救急外来を受診。精査の結果、左大腿骨近位部骨折の診断。疼痛管理、手術目的で入院となった。

さぁ、いかがでしょうか。この3人の患者さんがそれぞれ、血圧が低下したらどのような原因を考えますか？

aであれば、消化管出血に伴う循環血液量減少性ショック、bであれば尿路感染症などによる敗血症性ショック、cであれば肺血栓塞栓症に伴う閉塞性ショックなどが考えられます。また、抗菌薬や鎮痛薬など薬剤に伴うアナフィラキシーショックの可能性も忘れてはいけません。

❷患者（Patient）：患者さんはどんな人？

みなさん、担当患者さんの心機能はおおよそどの程度か理解しているでしょう

第 7 回　血圧低下

か？　a・b・cの症例で血圧低下が認められた場合には、前述のとおり、いきなり心原性ショックを考えることはありませんが、**心機能が低下していることを以前から指摘されている場合には、心原性のリスクが高くなります**。また、血圧低下時には細胞外液を中心とした輸液を比較的多めに投与することになるため、心機能に気を配る必要があります。

　入院患者全症例に心機能を評価しているわけではありませんが、術前の患者さんやかかりつけの患者さんであれば、以前に心エコーなどを施行し評価していることもあるでしょう。これを機会に**以前のデータなどをカルテで確認**してみてください。

❸方針（Policy）：今後の方針は？

　例えば、aの方は待機的に内視鏡を行う方針となっていますが、どのような状況になったら内視鏡を前倒しして行うのでしょうか？　輸血を行う可能性はありますか？　こういった質問には答えられるようにしておかなければいけません。待機的に内視鏡を行うプランAだけでなく、緊急で内視鏡を行うプランBの選択肢、そしてプラン変更の基準を担当医と共有しておきましょう。

❹問題点（Problem）：現在の問題点は？

　治療が奏効している場合には、だいたい予想どおりの経過をたどり、急変を起こす可能性は低くなりますが、そうでなければ病状は悪化しかねません。

　例えば、aの方が予定どおり内視鏡検査を行い、出血点を同定し、止血処置を無事に終えれば一安心ですが、出血源が同定できなかった、または止血処置がうまくいかなかった、そのような場合には当然安心できません。

　また、cの方が深部静脈血栓症予防のために、抗凝固薬の投与や弾性ストッキングの装着を行いたいが何らかの理由で行えない、手術を早期に行いたいが事情によって数日後になってしまう、そのような場合にはいろいろと問題が生じますよね。現状の問題をピックアップできなければ、起こりうる事態も想定できず、代替案も考えられません。**Problemは毎日異なるため、日々考察していきましょう。**

❺予測（Prediction）：急変する可能性ってある？

　bの患者さんは尿道カテーテルが挿入されています。カテーテルの使用に関連して起こる尿路感染を**カテーテル関連尿路感染**（CAUTI）といいます。CAUTIは医療関連感染の10〜20％を占め、膀胱留置カテーテルを使用している患者さんでは、留置1日につき3〜10％で発生し、30日目には100％に至ります[13]。不要な尿道カテーテルは抜去するのが原則ですが、どうしても抜去が難しい場合には、感染リスクを意識し日々観察する必要があるのです（第8回参照）。

【CAUTI】catheter-associated urinary tract infection

血圧低下に出会ったら

　それでは、実際に血圧が低下している場面に遭遇したらどのように行動するべきか、最後にまとめておきましょう。血圧が低くても普段の数値と変わりがなく、無

症状の場合にはあせる必要はありませんが、血圧が低いことによる何らかの症状を認める場合には、迅速な対応が必要となります。

❶パッと全身状態を評価する

　頭の先から足先までパッと見るわけですが、**直感を大切にすること**、これが重要です。なんだか表情がいつもと違う、午前中と比較してなんだかつらそうにしている、そんな場合には慎重な対応が必要となります。

　具体的に見るべき所見としては、**皮膚所見**、特に**四肢**に注目すること、そして**冷や汗の有無、頸静脈の怒張の有無**がポイントです。

　血圧低下を認める患者さんの四肢が冷たく、そして臥位の状態で頸静脈が確認できなければ、それは①循環血液量減少性ショックや②血液分布異常性ショックが考えられます。もしも四肢が温かければ、②のうち敗血症性ショックの早期の可能性が高いでしょう。そのような患者の膝にはmottling skinが……。

　臥位の状態で頸静脈が怒張し、国歌斉唱サインも陽性、そのような場合には、③心原性ショックや④閉塞性ショックが考えられます。胸痛など痛みがないか（急性心筋梗塞かも？）、喘鳴がないか（心不全やアナフィラキシーではないか？）、呼吸音の減弱がないか（緊張性気胸ではないか？）など、ポイントを絞って所見をとるとよいでしょう。

❷バイタルサインをチェック

　バイタルサインのみるべき4つのポイント、すべて覚えているでしょうか。呼吸数、軽度の意識障害を見逃さないことが重要でした。血圧などの数値は絶対値も大切ですが、それ以上に普段との差（デルタ値）に注目するのでした。そして、本項でも取り上げたショックインデックスなど、単一のバイタルサインで評価するのではなく、総合的な判断をすることで、マズいサインを早期に気づくことができるようになるのです。

　具体的なアプローチとしては、ショックを疑ったら**声をかけつつ橈骨動脈など触診可能な部位で血圧と脈拍を把握**します。それと同時に、**呼吸数を患者の呼吸をまねしながら測定**します。皮膚温も察知できることから、数十秒あればだいたいのバイタルサインは把握できるはずです。

　血圧が低めであっても、呼吸数や意識状態が問題ない場合にはそれほど急ぐ必要はありません。それに対して、血圧がある程度保たれていても、頻呼吸や意識障害を認める場合には、その患者さんにとっては不十分な血圧である可能性が高く、ショックインデックスなどで総合的に判断していきます。

　血圧低下時にドクターコールをするのはそれほど悩まないと思いますが、血圧が保たれている場合にはいつドクターコールするべきでしょうか。症例ごとに異なるものの、1つの基準として、**qSOFAを2項目以上満たす場合、ショックインデックスが0.9を超えている場合**には、ドクターコールを躊躇（ちゅうちょ）しないほうがよいでしょう。

＊

　今回も孫子の言葉から1つ紹介しておきます[14]。

「智将は務めて敵に食（は）む」

● **バイタルサインのみるべき4つのポイント**
❶呼吸数を意識せよ
❷軽度の意識障害を見逃すな
❸普段との比較を意識せよ
❹総合的な判断を

【qSOFA】①呼吸数≧22回/分、②意識障害、③収縮期血圧≦100mmHgのうち2つ以上あれば敗血症の疑いありとされる。

第 7 回　血圧低下

　知恵ある将軍はできるだけ現地調達で済ませる、という意味です。ショックなど患者さんの急変時には、あれやこれやと検査をしなくても、ベッドサイドで判断可能なことがいくつもあります。目の前の患者さんのバイタルサインや身体所見に重きを置き、今とるべき行動を判断できるようになりましょう。

今回の事例

今回の学びからよくなったね！

鈴木さんの病室

鈴木さん、おはようございます。よく眠れましたか？

ちょっと寝苦しかったですね。熱っぽい気もして。

そうですか。体温測定しておきましょうか。血圧も。

はい、お願いします。

36.1℃、熱はないですね。血圧は128/85mmHg、脈拍が120回/分と〈呼吸数も〈まねて〉少し速めで、なんだかぐったりしているなぁ）。食欲ありますか？

GOOD！ 呼吸数を含むバイタルサイン、見た目の重症度に重きをおいて判断していますね。

いや、なんだかけだるくて食欲ないですね。

そうですよね。先生とも相談してすぐに対応しますね。

〈引用文献〉
1. Deakin CD, Low JL：Accuracy of the advanced trauma life support guidelines for predicting systolic blood pressure using carotid, femoral, and radial pulses：observational study. *BMJ* 2000；321(7262)：673-674. PMID：10987771　DOI：10.1136/bmj.321.7262.673
2. 日本救急医学会ホームページ：医学用語 解説集 ショック.
https://www.jaam.jp/dictionary/dictionary/word/0823.html
3. Cabrera D, Thomas JF, Wiswell JL, et al.：Accuracy of 'My Gut Feeling'：Comparing System 1 to System 2 Decision-Making for Acuity Prediction, Disposition and Diagnosis in an Academic Emergency Department. *West J Emerg Med* 2015；16(5)：653-657.
PMID：26587086　　DOI：10.5811/westjem.2015.5.25301
4. Ait-Oufella H, Lemoinne S, Boelle PY, et al.：Mottling score predicts survival in septic shock. *Intensive Care Med* 2011；37(5)：801-807.
PMID：21373821　　DOI：10.1007/s00134-011-2163-y
5. Lara B, Enberg L, Ortega M, et al.：Capillary refill time during fluid resuscitation in patients with sepsis-related hyperlactatemia at the emergency department is related to mortality. *PLoS One* 2017；12(11)：e0188548. PMID：29176794　　DOI：10.1371/journal.pone.0188548
6. McGee S, Abernethy WB 3rd, Simel DL：The rational clinical examination. Is this patient hypovolemic？. *JAMA* 1999；281(11)：1022-1029.
PMID：10086438　　DOI：10.1001/jama.281.11.1022
7. Larsen MP, Eisenberg MS, Cummins RO, et al.：Predicting survival from out-of-hospital cardiac arrest：a graphic model. *Ann Emerg Med* 1993；22(11)：1652-1658.
PMID：8214853　　DOI：10.1016/s0196-0644 (05) 81302-2
8. Part 4：the automated external defibrillator：key link in the chain of survival. European Resuscitation Council. *Resuscitation* 2000；46(1-3)：73-91.
PMID：10978789　　DOI：10.1016/s0300-9572 (00) 00272-0
9. 坂本壮：ねころんで読める救急患者のみかた. メディカ出版, 東京, 2020.
10. Thibodeau JT, Drazner MH：The Role of the Clinical Examination in Patients With Heart Failure. *JACC Heart Fail* 2018；6(7)：543-551.
PMID：29885957　　DOI：10.1016/j.jchf.2018.04.005
11. Rizkallah J, Jack M, Saeed M, et al.：Non-invasive bedside assessment of central venous pressure：scanning into the future. *PLoS One* 2014；9(10)：e109215.
PMID：25279995　　DOI：10.1371/journal.pone.0109215
12. フィジカルクラブちゃんねるPhysical Club Channel：手背静脈の評価（von Reckling Hausen手技、国歌斉唱サイン）：頸静脈JVPの診察(Part.9).
https://www.youtube.com/watch?v=fCWLYR4UMuk
13. 坂本史衣：カテーテル関連尿路感染を防ぐ多角的介入. 環境感染誌 2019；34(1)：1-6.
14. 島崎晋：眠れなくなるほど面白い 図解孫子の兵法. 日本文芸社, 東京, 2019.
（上記はすべて2025.1.20アクセス）

第 8 回

発熱：
具体的な原因を意識して対応しよう

発熱は、さまざまな疾患のサインとして現れる重要な症状です。
発熱の背景にどんな原因が潜んでいるのかを意識しながら、
適切に対応できるためのポイントを整理しておきましょう。

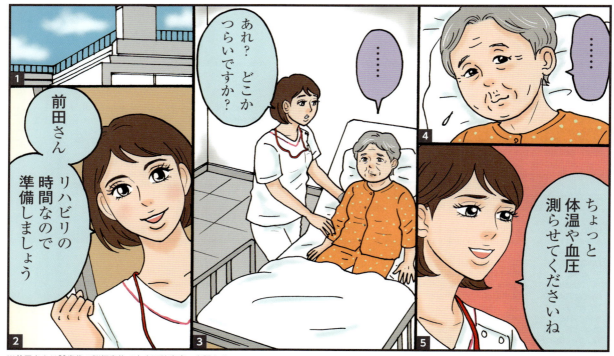

※前田さんは80歳代で脳梗塞後で右上下肢麻痺、失語あり。

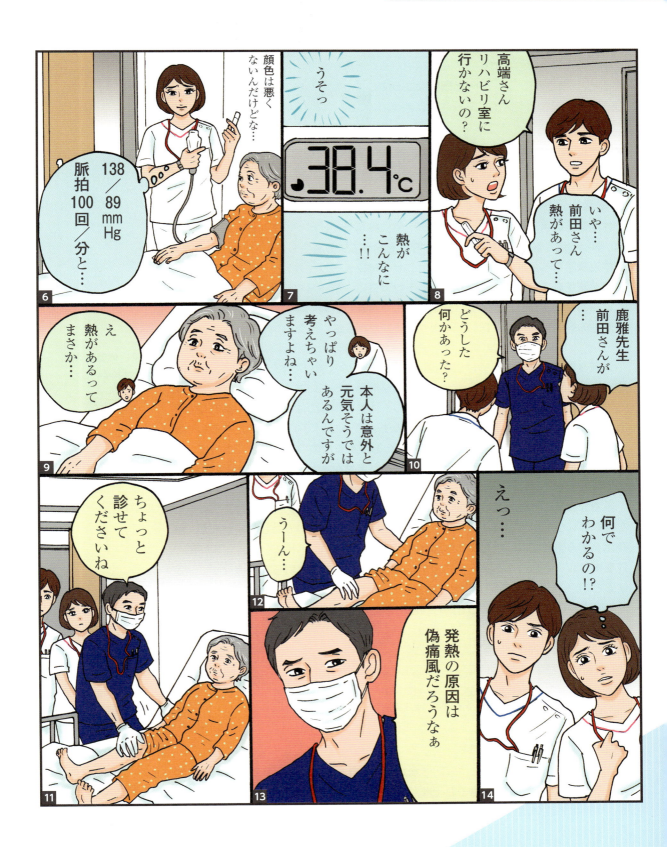

みなさん、毎日のように体温を測定していますよね。新型コロナウイルス感染症の流行下では職場で自身の体温を記録したり、出勤前に子どもの保育園や幼稚園、小学校に体温を報告して……そんな毎日だったと思います。担当の患者さんが発熱すると、「まさか〇〇〇？！」と過敏になってしまった方もいるかもしれませんが、今一度、重要な点を確認しておきましょう。

体温ってどうやって測定しているの？

●体温を正しく測定できていますか？

体温はどのように測っていますか？　脇に挟んでピピピピ、それが一般的ですよね。基礎体温を測定している人は、口腔温を測っている場合もあるでしょう。また、集中治療室など重症患者では、温度センサー付フォーリーカテーテルを利用し、膀胱温を測定していることもあります。それ以外に、鼓膜温や直腸温などを測定することもありますが、どのように測定するのが望ましいのでしょうか？　最近では非接触型のタイプもあり、数秒で結果が出ますが精度はいったい……。

正確な体温を把握するのに望ましい部位は**表1**のとおりです[1]。じつは、腋窩温や皮膚温は望ましくなく、**直腸温**や**膀胱温**が推奨されています。「えー？！」って感じですよね。別に腋窩温で困っていないし、体温を測るのに毎回直腸や膀胱に器具を入れられたのでは、患者さんもたまったもんじゃないですよね（測定するのも面倒だし……）。表1はあくまで正確な体温を把握するための推奨部位であって、腋窩温で測定してはいけないというわけではありません。

重要な点としては、測定のエラーが多く誤差が出やすいため、測定は正しく行わなければならないということです。普段あまり考えていないかもしれませんが、腋窩温を測る場合には、ただ単に体温計を挟めばよいというわけではなく、まず**脇の汗を拭き取り、きちんと挟んで測定**する必要があります。これらを意識せずに測定すると、だいたい**低く数値が出てしまい**、正確な体温を把握することはできません。冷や汗をかいている場合なども同じ理由で、体温が低めに出るので注意ですよ。

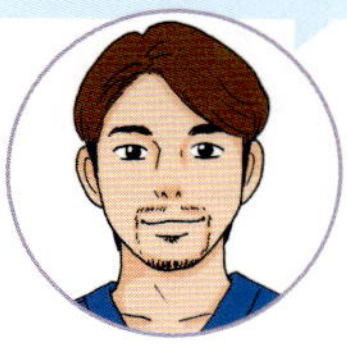

[表1]体温測定の部位

最も好ましい	●肺動脈血液温　●膀胱温　●食道温　●直腸温
次善策として好ましい	●口腔温　●鼓膜温
あまり好ましくない	●腋窩温　●皮膚温

●電子体温計の特徴（図1）

前回、血圧を測定する際に、以前は水銀式血圧計を利用していたものの、環境問題から推奨されなくなり、電子血圧計が導入されたと記載しました。じつは体温計も、以前は水銀体温計でした（熱が上がるごとに水銀柱がスゥーッと上がっていくあれです）。

[図1]体温計の例

●電子体温計

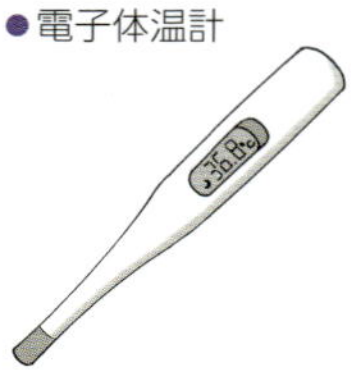

●非接触型体温計

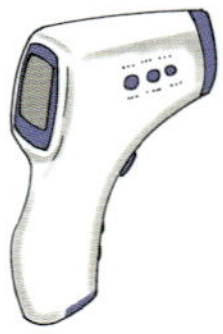

メーカーによって予測式は異なるようですが、予測式体温計であっても、その後、測定時間が終了しても、そのまま測定を続けると実測測定ができるものも存在します[3]。みなさんが使用している体温計のメーカーを確認し、ホームページなどで確認してみてはいかがでしょうか？

第 8 回 発熱

しかし、2020年12月31日をもって水銀を使用した体温計は、血圧計と同様に製造・販売が終了となりました[2]。現在、広く使用されている「ピピッ」となるあれ、それは電子体温計です。

電子体温計には、**実測式**と**予測式**が存在します。実測式の場合には、温度上昇がなくなることを確認するまで測定するため、腋窩温であれば約10分、口腔温であれば約5分と時間はかかりますが、より正確な体温を知ることができます。**予測式は開始時の温度とその後の変化によって、数十秒で測定できるのが特徴です。**現場で使用しているのは予測式ですよね。1人1人の患者さんに10分もかけていては大変ですからね。その代わり、前述した原則を徹底し、測定するようにしましょう。

●非接触型体温計の特徴（図1）

新型コロナ流行下で普及した非接触型体温計は、腋窩温を測定する体温計とは測定の仕方が異なります。物体から放射される赤外線の強さ（エネルギー量）は、温度が高くなるにつれ増加し、非接触型体温計はこのエネルギー量を検知することで測定しています。額やこめかみの部位で測定することが推奨されています。使用したことがある方であればわかると思いますが、ピッと鳴ってものの数秒で数値が現れますよね。あんな短時間で正確な数値が出るの？　けっこう誤差あるなぁ……そんなふうに感じた人もいるのではないでしょうか。

非接触型体温計は、複数のメーカーから販売され、質もさまざまなのが現状です。飲食店など多くの方が発熱がなく問題ない状況や、病院受診時に一般外来 or 発熱外来を大まかにスクリーニングする場合には、短時間で判断でき有効かと思いますが、**院内で正確な体温を把握する場合には、まずは腋窩温などみなさんが使い慣れている体温計で測定し、非接触型体温計を使用する場合には、その差を把握してから用いる**とよいでしょう。同じ体温計で同じ患者さんの体温を経時的に確認するのにはよいと思いますが、そうではない患者さんで、熱の有無を確認する目的での利用はあまりお勧めしません。

●体温の正常値と日内変動

発熱は何℃以上のことを指すのでしょうか？　みなさん、指示簿を思い浮かべてください。医師からの指示で「発熱時：○℃以上～」という記載が出ることが多いと思いますが、○にはいくつの数値が入っていますか？　おそらく絶対的な数値ではなくて、医師ごとに多少の誤差はありますよね。だいたい37.5℃程度でしょうか。

そもそも健常者の体温はどれくらいでしょうか？　前述のとおり、測定部位によって異なりますが、最も測定する機会の多い腋窩温のデータをご紹介します。**健常者の体温は36.8℃前後、高齢者では若干低い**というのが一般的です[4]。みなさんもおおよそ、その程度ですよね。私も36.2～36.8℃程度で、35℃台や37℃台となることは通常ありません。血圧や脈拍と同様に個人差があるため、**可能な限り患者さんの「普段の体温」を確認する**とよいでしょう。バイタルサインのみるべき4つのポ

帝国劇場、日生劇場、東急シアターオーブ、新国立劇場、シアタークリエ、赤坂ACTシアター、PARCO劇場、世田谷パブリックシアター、EX THEATER ROPPONGI、サントリーホール、東京国際フォーラムなどなど、2020年以降も数多くの劇場を訪れましたが、非接触型の体温計でチェックしていましたね。そこで引っかかった方を私は見たことはありませんが……。

イント、覚えていますね？

体温は日内変動することも知っておきましょう。**午前6〜7時ごろが低く、午後3〜4時ごろに最も高い**のが一般的です。その差は0.5℃程度で、1℃以上変動することは通常ありません。

以上から、担当の患者さんの平熱を普段から把握しておきましょう。新型コロナ流行下では体温を測定する機会が多くなり、普段の自分自身の腋窩温を把握している人が増えました。測定誤差もありますが、1つの基準としてまずは確認し、入院後の推移などを記録しながら、臨床的に重要な発熱をキャッチできるようになりましょう。**平熱よりも1℃以上高い場合には発熱と考え、対応することをお勧めします**[4]。

> ●バイタルサインのみるべき
> 　4つのポイント
> ❶呼吸数を意識せよ
> ❷軽度の意識障害を見逃すな
> ❸普段との比較を意識せよ
> ❹総合的な判断を

発熱の原因は？

●院内発症の発熱の8つの原因を覚えておこう

入院患者さんが新規に発熱を認めた場合には、原因は何が考えられるでしょうか？　え？　熱の原因なんてたぁくさんあるんじゃないの？！　そう思うかもしれません。診療の場が院内ではなく救急外来や発熱外来の場合には、原因はたしかに多岐にわたります。肺炎、尿路感染症、細菌性腸炎、虫垂炎、深部静脈血栓症、悪性腫瘍、膠原病、脳出血、熱中症などなど、発熱（一部高体温）を認める疾患は両手で数えられないほどです。海外渡航歴があれば海外の感染状況などもふまえて対応する必要もあり、流行状況によっては、COVID-19やインフルエンザも考える必要がありますよね。

院内でも同様でしょうか？　結論から言うと、院内発症の発熱の原因としてまず考えるべき疾患は**表2**の8つです。これら8つは、常に考える原因として暗記してしまいましょう。8つなら覚えられますよね？！　どうしても発熱を認めると感染症を考えがちですが、**非感染症が原因のこともある**こと、そして、**尿道カテーテルや点滴などの異物が誘因となることがある**という事実は忘れないようにしましょう（8つの詳細は後述）。

> 起こってほしくはありませんが、院内でCOVID-19やインフルエンザのクラスターが発生してしまった場合には、これらも確認する必要があります（どんどん陽性者が……考えるだけでもゾッとしますね）。

[表2] 院内発症の発熱時に考える8つの原因

感染症	●尿路感染症 ●肺炎 ●カテーテル関連血流感染症 ●創部感染 ●*Clostridioides difficile*感染症
非感染症	●薬剤熱 ●偽痛風 ●血栓

第 8 回　発熱

●感染症か非感染症か

　表2には感染症として5つ、非感染症として3つ記載されています。一般的に、**非感染症の場合には比較的元気なことが多く、食事摂取も良好**です。見た目の重症度は低く、「熱はあるけれども元気そうだな」、そんな感じのことが多いでしょう。

重症度の判断：SIRS・qSOFAをチェック

　発熱の原因のいかんによらず、みなさんは担当医を呼ぶタイミングを逃さないように、重症度を短時間で見積もる必要があります。みなさんは何か基準をもっているでしょうか？　判断するためには1つの指標ではなく、総合的な判断が必要となります。

●デルタ心拍数20ルール

　バイタルサインのみるべき4つのポイントを思い出しましょう。第3回で紹介した体温と脈拍数（心拍数）の関係を覚えているでしょうか。一般的に**体温が1℃上昇すると、心拍数は18回/分程度増加する**のでした。そのため、発熱を認める場合には、それに準じて脈拍数（心拍数）が上昇します（p.35表1）[5]。上昇していない場合には薬剤や不整脈、さらには相対的（比較的）徐脈の可能性を考える、覚えていますね？！

　今回は、もう1つ新たに覚えておいていただきたいことがあります。それは、**体温が1℃上昇するごとに脈拍数（心拍数）が20回/分以上増加していた場合には、細菌感染症の可能性が高い（デルタ心拍数20ルール）**、です。絶対的なものではありませんが、1つの目安としてこれを覚えておくと、抗菌薬治療が必要な細菌感染症を早期に疑うことが可能となります。例えば、平熱が36℃、脈拍数が60〜80回/分の方が38℃、脈拍数が120回/分であれば積極的に細菌感染症を考えます。

　ちなみに、**心拍数は最大でも「220－年齢（回/分）」を超えません**（p.137参照）。80歳の高齢者であれば、220－80＝140ですから、もしも心拍数が150回/分など140回/分を超えている場合には、発熱のせいで頻脈になっているのだろうと考えるだけでなく、不整脈の影響を考える必要があります。

●SIRSとqSOFA：敗血症を見逃すな！

　発熱患者をみた際、ベッドサイドで重症度が高いと判断するためにはどこに注目するべきでしょうか。収縮期血圧が70mmHg以下など、明らかなショック状態であれば誰もが気づきますが、それでは遅すぎます。それよりも前に**変化するバイタルサインを利用し、評価する**のです（本書を読んでいるみなさんにとっては常識になりましたよね？！）。

　以前に紹介した**早期警告スコアリングシステム（EWSS）**を利用するのもよいですが、項目数が7項目と多く、なかなか覚えることは難しいですよね（p.16表2）[6]。

107

今回、評価するべき患者さんは発熱を認めるため、そのような状況で見逃したくない、早期にキャッチしたい病態は**敗血症（セプシス、sepsis）**です。敗血症は**感染症によって引き起こされた臓器障害**と定義され、治療介入が遅れれば遅れるほど予後は悪くなります。以前は、**全身性炎症反応症候群（SIRS）**（**表3**）の4項目を評価し、2項目以上該当する場合には敗血症らしいと判断し行動していました（参考：コラム「敗血症の歴史」）。

しかし、SIRSは敗血症に対する感度は高いものの特異度が低く、満たしたからといって敗血症とは限らない点（外傷や熱傷でも満たしますよね）、さらにはSIRSを満たさない臓器障害を伴う感染症患者が一定数存在したことから、**quick SOFA（qSOFA）**の3項目が2016年に導入されました[7]。

現在、「qSOFAも絶対的な指標ではないのでは」とも言われていますが、qSOFAの3項目は敗血症にかかわらず、重症患者を見抜くためには非常に重要な項目であり、常に評価するべき項目と考えます。

> 【SIRS】systemic inflammatory response syndrome

> qSOFAは以下の3つの項目でしたよね。
> ①呼吸数≧22回/分
> ②意識障害
> ③収縮期血圧≦100mmHg

[**表3**]SIRS（全身性炎症反応症候群）の診断基準

体温	<36.0℃ or >38.0℃
脈拍	>90回/分
呼吸数	>20回/分 or $PaCO_2$<32mmHg
白血球	>12,000/μL または <4,000/μL あるいは >10%桿状核球

4項目のうち2項目を満たせばSIRSと診断。

●モニターに表示されないバイタルサインが非常に重要である

第1回で、このようにお伝えしました。**意識状態**、そして**呼吸数**、この2項目がとにかく重要なのです。それらが含まれているqSOFAは超大切なのです。敗血症と診断するためには、qSOFAを満たさなかったとしても、敗血症らしい所見を探すべきですが、ここで注目すべきはSIRSです。面倒くさいと思うかもしれませんが、発熱患者で体温は把握しているわけですから、心拍数を測定するだけです。

Column　敗血症の歴史

敗血症は現在、「感染による臓器障害」（2016年）を指しますが、その定義は時代とともに変遷してきました。100年以上前には、「血液培養陽性の感染症」（1914年）、すなわち現在の菌血症が敗血症と呼ばれていました。

その後、「感染に起因した体温異常、頻脈、頻呼吸など全身性反応を示すもの（Sepsis syndrome）」（1989年）、「感染に起因する全身性炎症反応症候群（SIRS）（Sepsis-1）」（1991年）、「感染による全身症状を伴った症候（Sepsis-2）」（2001年）を経て、現在の定義に至ります。なぜ、このように定義が変化してきたのか、みなさんもぜひ考えてみてください。

第8回 発熱

●声をかけ、脈を触れ、呼吸をまねよ！

評価すべき項目数が多くなればなるほど、質の高い指標とはなりますが、その代わり手間暇がかかり大変です。私は、短時間で全身状態を評価するため、**患者さんに声をかけながら橈骨動脈を触れつつ四肢を左右差を意識しながら触診し、呼吸様式をまねしています**。そうすることで意識状態、血圧、脈拍、体温（皮膚温）、そして呼吸数もパッと判断できますからね。

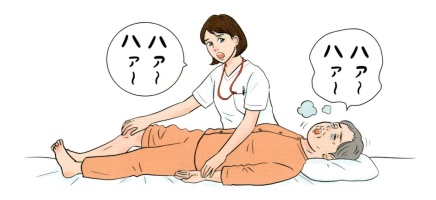

悪寒戦慄：菌血症を見逃すな！

敗血症と菌血症（bacteremia）、違いを理解していますか？ 敗血症は**感染症によって臓器障害をきたしている状態**ですが、菌血症は読んで字のごとく、**血液の中に菌がいる状態**です。血液培養陽性、これが菌血症です。敗血症と菌血症は合併することもありますが、似て非なる状態ですから、定義をきちんと理解しておきましょう。

それでは、"菌血症らしい患者さん"はどのような状態の患者さんでしょうか？ 以下の3点を意識しましょう。

❶重症度

感染症の重症度が上がれば、一般的に菌血症の合併率も高くなります。敗血症や敗血症性ショックなどでは菌血症の合併を考慮し、血液培養を2セット採取します。

❷悪寒戦慄 shaking chills

みなさんも熱が出る前に身体がブルブル震えた経験があるのではないでしょうか。そのブルブルの程度によって菌血症のリスクが高くなることがわかっています。悪寒がない患者と比較し、**重ね着をしてもブルブルしてしまう場合には4倍、さらに布団の中でもブルブル、歯がガチガチしてしまう場合には12倍も菌血症のリスクが高いのです**（p.110表4）[8]。

患者さんに寒気の程度を確認し、悪寒戦慄を認める場合には菌血症のリスクが高く、その場合には菌血症を合併しやすい**尿路感染症**や**胆道系感染症**の可能性を積極的に考えます。

[表4] 悪寒の程度と菌血症のリスク

悪寒の程度	菌血症の相対リスク
①軽度悪寒 mild chills	2倍
②中等度悪寒 moderate chills 　（重ね着でもブルブル）	4倍
③悪寒戦慄 shaking chills 　（布団の中でもブルブル＋歯がガチガチ）	12倍

(注) 相対リスクは、悪寒なし患者と比較した場合のデータ。　　　　　　　　　　　　　　　　　（文献8より引用）

❸食事摂取量

　食事をバクバク食べている人と、食欲がなくぐったりしている人では、後者のほうがなんだか具合が悪そうですよね。**血液培養の陽性率は食事摂取量が低下している方で高く**、悪寒戦慄の有無と組み合わせると強力な菌血症予測因子となります。

　悪寒戦慄（＋）かつ食事摂取量8割未満の患者さんと、悪寒戦慄（−）かつ食事摂取量8割以上の患者さんでは47.7% vs. 2.4%と菌血症である割合がまったく異なるのです[9]。

8つの原因のポイントとピットフォール

　院内発症の発熱の原因はまずは8つ考えるのでした（p.106表2）。患者さんごとに起こりやすい原因はありますが、どれも出会う頻度は高く、常に意識すべき疾患であるため、まずはこれら8つを正しく疑うことができるようになりましょう。

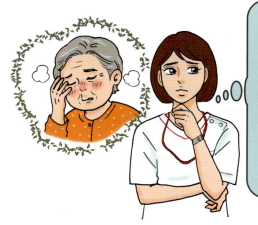

8つの原因は…
- 尿路感染症
- 肺炎
- カテーテル関連血流感染症
- 創部感染
- *Clostridioides difficile*感染症
- 薬剤熱
- 偽痛風
- 血栓

第 8 回 発熱

発熱患者においてみるべきポイントは、ざっくりと**表5**のとおりです。

まず、感染症か非感染症かをざっくり判断するために、**バイタルサインや身体所見を評価**します。また、**悪寒戦慄の有無、食事摂取量なども併せて確認**します。全身状態が悪い、悪寒戦慄を認める、食欲がないなど、感染症を示唆する所見を認める場合には、どこの部位の感染なのかを判断するため、5つのうちどれらしいのかを臓器特異的所見を中心に評価していきます（**表6**）。

[表5] 発熱患者のみるべきポイント

評価項目	考慮すべき原因
バイタルサイン	敗血症
悪寒戦慄の有無（食事摂取量）	菌血症
点滴、尿道カテーテルなどの異物	敗血症、菌血症
創部	創部感染
下痢の有無	*Clostridioides difficile*感染症
抗菌薬の使用歴	*Clostridioides difficile*感染症、薬剤熱
関節痛の有無、左右差	偽痛風
四肢の腫脹の有無、左右差	血栓
薬剤歴	薬剤熱

[表6] 5つの感染症のみるべき所見

考える疾患	みるべき所見
尿路感染症（UTI）	頻尿、排尿時痛、腎叩打痛、前立腺炎であれば下腹部痛、直腸診で前立腺の圧痛
肺炎	呼吸困難、咳、痰、胸膜痛、副雑音
カテーテル関連血流感染症	刺入部の発赤、腫脹、熱感、疼痛
創部感染	創部の発赤、腫脹、熱感、疼痛
*Clostridioides difficile*感染症	下痢、腹痛、粘血便、悪心・嘔吐

それでは、疾患ごとのポイントとピットフォールを理解しておきましょう。

❶尿路感染症（Urinary Tract Infection：UTI）

尿路感染症は、院内の発熱で最も頻度の高い原因です。男性よりも女性のほうが解剖学的に感染しやすいですが、誰もがかかる可能性があり、特に注意が必要なのは**尿道カテーテルが留置されている患者**さんです。**尿道カテーテル留置に関連する尿路感染症（CAUTI）**と呼ばれ、尿道カテーテルが入っていると1日あたり3～10％の患者さんで細菌尿を認めるようになり、1か月挿入していれば100％細菌尿を認めます。

注意が必要なのは、**たとえ細菌尿が認められたとしても、必ずしも感染症を起こしているとは限らない**点です。無症候性細菌尿といって、尿路感染症を示唆する所見がないにもかかわらず、尿に菌を認めることがあります（厳密にはもう少し複雑な定義ですが、ここではざっくりと）。

尿路感染症には膀胱炎、腎盂腎炎、前立腺炎などが含まれます。膀胱炎では発熱は認めないため、発熱を認める場合には女性であれば腎盂腎炎、男性であれば前立腺炎、腎盂腎炎が主な原因です。カルテには尿路感染症と記載するのではなく、具体的な原因を記載するようにしてください。

特に、高齢者や糖尿病罹患中の方ではめずらしくなく、特に症状がなければ治療の対象とはなりません（妊婦や泌尿器科的処置を行う患者を除く）。つまり、「尿が汚いから」「濁っているから」「においがするから」、こういったことを理由に尿路感染症を疑ってしまうことがありますが、じつはこれらはあまり重要なことではありません。尿路感染症らしいみるべき所見を評価し、らしさを判断します。

尿路感染症はその他の原因と比較して菌血症合併率が高く、悪寒戦慄を認める場合には、その他の原因よりも"らしさ"は上昇します。

❷肺炎

尿路感染症と同様に、誤嚥性肺炎も出会う頻度の高い発熱の原因です。誤嚥性肺炎を疑うのはどのような状況でしょうか。

「発熱患者がSpO₂低下を認めた」「食事をむせ込んだ後から発熱を認めた」「誤嚥性肺炎の既往のある患者さんが発熱を認めた」、こんな感じでしょうか。確かにこのような状況では疑いますが、ポイントは、**誤嚥性肺炎は不顕性誤嚥（silent aspiration）**によるものであり、起こるべくして起こるということです。

院内発症の肺炎が必ずしも誤嚥性肺炎とは限りません。耐性菌による肺炎なども考える必要があり、院内肺炎≠誤嚥性肺炎、であることは忘れずに。

不顕性誤嚥とは、無意識のうちに細菌を含む口腔・咽頭分泌物を微量に誤嚥する現象であり、食事を食べてむせ込むなどの明らかな誤嚥とは異なります。誤嚥性肺炎を起こすのは、本来であれば防ぐことができる不顕性誤嚥が防げない患者さんです。つまり、脳血管障害や寝たきり状態、薬剤などの危険因子をもつ患者さんに認められ、必ずしも誤嚥の目撃はありません。

担当患者さんが**誤嚥性肺炎を起こしやすいのか否かを入院時から意識して日々観察し、口腔ケアなど予防に努める**必要があります。

❸カテーテル関連血流感染症

刺入部の発赤を認めれば判断は容易ですが、異常を認めるのはたったの10%です。90%は刺入部に所見を認めないのです[10]。血流感染症というのがポイントであり、点滴が入っている患者さんでは常に意識しておく必要があります。

予防が大切であり、カテーテル（中心静脈カテーテル、動脈ライン、末梢静脈カテーテルなど）の必要性を毎日評価し、不要なカテーテルは抜去することを常に心がけましょう。尿道カテーテルも前述のとおり、感染リスクが上昇するため不要と判断したら即抜去しましょうね。

❹創部感染

術後など創部が存在する場合には要注意です。また、褥瘡の評価を怠ってはいけませんよ。

❺*Clostridioides difficile*感染症
（クロストリディオイデス・ディフィシル）

抗菌薬を使用している、使用していた患者さんでは誰もが起こりえます。下痢や腹痛などの症状とともに注意しましょう。

第 8 回 発熱

❻薬剤熱

薬剤熱は、「薬剤投与と同時に起こり、薬剤中止により軽快する発熱で、かつ慎重な身体診察や検査などで他の熱源が明らかでないもの」と定義され、薬剤を中止しない限り診断はできません。

複数の薬剤が原因となり得ますが、**抗菌薬、抗てんかん発作薬**などが代表的です。**担当患者さんの薬剤を把握し、特に新規薬剤が開始となった場合には熱型に注意**しましょう。"**くすりもりすく**"ですからね。

❼偽痛風

意外と多く、意識しなければ見落としてしまうのが偽痛風です。**膝関節や手関節に主に起こり、炎症所見(腫脹、熱感、疼痛)**を認めます。関節を左右差を意識して視診・触診すれば、判断はそれほど難しくありません。痛みを訴えることができない患者さんであっても、表情を見ながら触診すれば、顔をしかめるなどの所見をキャッチできるはずです。

❽血栓

入院中の患者さんでは、深部静脈血栓症の予防を心がけていると思いますが、100%予防することはどうしてもできません。特に高齢者で長期臥床が強いられる場合には、積極的に疑いましょう。偽痛風の際に述べたとおり、左右差を意識し、下腿・大腿を中心に視診・触診するとよいでしょう。

深部静脈血栓症(DVT)は、左総腸骨静脈が右総腸骨動脈から圧迫されやすいという解剖学的理由から左に起こりやすいです。左下腿が右下腿と比較し太くないか、意識してみてみましょう。

発熱に出会ったら

それでは、実際に発熱を認める場面に遭遇したらどのように行動するべきか、最後にまとめておきましょう。発熱を認めるものの、普段と変わりない様子で食事摂取も良好の場合には落ち着いて対応すればよいですが、ぐったりしている場合にはみるべきポイントを絞り、迅速に対応する必要があります。

新型コロナを経験し、みなさん徹底しているとは思いますが、手指衛生やマスク、手袋などのスタンダードプリコーションは徹底し対応しましょうね。きちんと感染対策をとっていれば過度に心配しすぎることはありません。とりあえず抗原検査、とりあえずPCR、なんてダメですよ。

❶バイタルサインをチェック

"声をかけ、脈を触れ、呼吸をまねよ！"でしたね。明らかな血圧低下は誰もがマズいと気づきますが、普段との比較を忘れず、軽度の意識障害や呼吸数の上昇を軽視することなく対応しましょう。

発熱患者(普段の体温と比較し1℃以上上昇)でqSOFAの3項目のうち1項目でも満たす場合にはドクターコール、と今回もシンプルに覚えておくことをお勧めします。

❷悪寒戦慄、食事量をチェック

　悪寒戦慄は菌血症のサインでした。重症度の１つの指標であり、食事量も低下している場合には、菌血症の可能性が上昇するため、悪寒の程度、直近の食事量をパッと確認しましょう。

　「発熱に加え呼吸数の上昇を認めます。悪寒戦慄もあり食事量も低下していて……」とみなさんから連絡があれば、その直後、血液培養２セット採取、早期の抗菌薬投与が必要かなと考え、担当医の足はベッドサイドへ向くはずです。

❸四肢の所見を中心に

　発熱以外のバイタルサインはおおむね安定していて、食事もとれている状態であれば、非感染症が原因かもしれません。偽痛風や深部静脈血栓症などを考え、**四肢の所見を確認**しましょう。また、抗菌薬を使用していた、使用している方では*Clostridioides difficile*感染症も考え、**下痢の有無**を確認します。どれも該当しなそうであれば**薬剤の可能性**を考えるとよいでしょう。

＊

今回も孫子の言葉から１つ紹介しておきます[11]。

「鳥の起（た）つ者は、伏（ふく）なり」

　草むらから鳥が飛び立つのは、伏兵が存在している証拠かもしれない、という意味です。発熱患者さんをみたら、８つの疾患のそれぞれの証拠をつかみ、適切な対応をとれるようになりましょう。

Column　　血圧は脈圧も意識しよう！

　血圧を測定したところ、95/80mmHgでした。この値から何がわかるでしょうか？　**脈圧（収縮期血圧－拡張期血圧）が低下している場合、心収縮力の低下**が示唆されます。すなわち、ショックの４分類のなかでも**心原性ショック**の可能性を考慮する必要があります。もちろん、弁膜症の存在など個人差もあるため、絶対的な指標とはいえませんが、１つの診断のヒントになるため、脈圧にも意識を向けておくとよいでしょう。

　また、測定エラーにより脈圧が低く出ている場合もあるため、マンシェットを巻き直して再測定することも忘れずに行いましょう。

第 8 回　発熱

今回の事例

今回の学びから よくなったね！

─── 前田さんの病室 ───

前田さん、そろそろリハビリの時間なので準備しましょう。

はい。

どこかつらいですか？

（首をかしげている）

（顔色はそんなに悪くないけど……）リハビリ前に体温や血圧、測らせてくださいね。

（うなずく）

（138/89mmHg、脈拍100回/分と。熱は……38.4℃！）熱がありますね。
（全身状態はそれほど悪くなさそう）寒気はありますか？

GOOD！
重症度の判断とともに、感染症 or 非感染症を意識していますね。

（首を横に振る）

（四肢を触りながら）痛いところはありませんか？

GOOD！
非感染症のうち、偽痛風や深部静脈血栓症を意識して診察していますね。

（右膝を触ったときに顔をしかめる）

（あ、これは偽痛風かな）

〈引用文献〉
1. O'Grady NP, Barie PS, Bartlett JG, et al.：Guidelines for evaluation of new fever in critically ill adult patients：2008 update from the American College of Critical Care Medicine and the Infectious Diseases Society of America. Crit Care Med 2008；36（4）：1330-1349.
　PMID：18379262　　DOI：10.1097/CCM.0b013e318169eda9
2. 経済産業省ホームページ：規制の対象となる製品について.
https://www.meti.go.jp/policy/chemical_management/mercury/seihin.html
3. オムロン株式会社ホームページ：体温計について.
https://www.healthcare.omron.co.jp/product/mc/mc-summary.html
4. High KP, Bradley SF, Gravenstein S, et al.：Clinical practice guideline for the evaluation of fever and infection in older adult residents of long-term care facilities：2008 update by the Infectious Diseases Society of America. Clin Infect Dis 2009；48（2）：149-171.
　PMID：19072244　　DOI：10.1086/595683
5. Cunha BA：The diagnostic significance of relative bradycardia in infectious disease. Clin Microbiol Infect 2000；6（12）：633-634.
　PMID：11284920
6. Royal College of Physicians：National Early Warning Score（NEWS）2.
https://www.rcp.ac.uk/improving-care/resources/national-early-warning-score-news-2/
7. Singer M, Deutschman CS, Seymour CW, et al.：The Third International Consensus Definitions for Sepsis and Septic Shock（Sepsis-3）. JAMA 2016；315（8）：801-810.
　PMID：26903338　　DOI：10.1001/jama.2016.0287
8. Tokuda Y, Miyasato H, Stein GH, et al.：The degree of chills for risk of bacteremia in acute febrile illness. Am J Med 2005；118（12）：1417.
　PMID：16378800　　DOI：10.1016/j.amjmed.2005.06.043
9. Komatsu T, Takahashi E, Mishima K, et al.：A Simple Algorithm for Predicting Bacteremia Using Food Consumption and Shaking Chills：A Prospective Observational Study. J Hosp Med 2017；12（7）：510-515.
　PMID：28699938　　DOI：10.12788/jhm.2764
10. Zhang Y, Yang L, Chu Y, et al.：Comparison of semi-quantitative and quantitative methods for diagnosis of catheter-related blood stream infections：a systematic review and meta-analysis of diagnostic accuracy studies. Epidemiol Infect 2020；148：e171.
　PMID：32713373　　DOI：10.1017/S0950268820001673
11. 島崎晋：眠れなくなるほど面白い 図解孫子の兵法．日本文芸社，東京，2019．
（上記はすべて2025.1.20アクセス）

第 9 回
院内の転倒：
「どうして転んだの？」を大切に

院内での転倒は、患者さんの安全を守るうえで避けたいものです。
転倒を防ぐためには、転倒そのものに目を向けるだけでなく、
「なぜ転倒したのか」という原因に焦点を当てることが重要です。

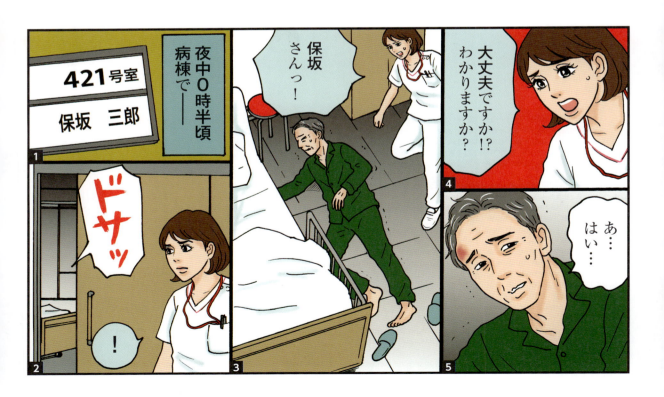

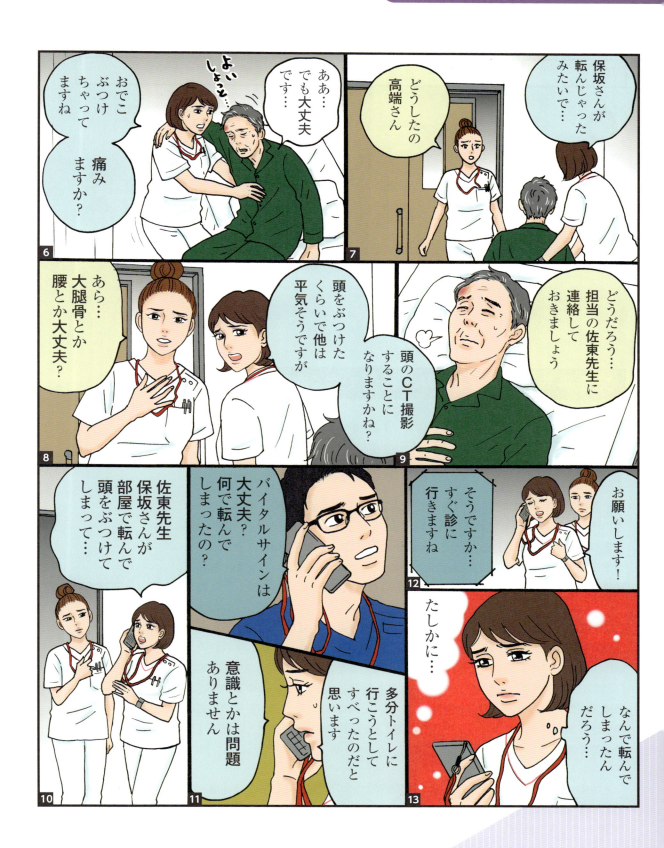

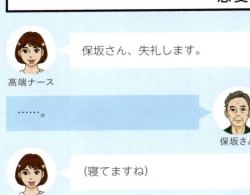

交通事故で亡くなるより、転倒で亡くなるほうが多い

　みなさん、転んだことはありますか？　まぁ、ありますよね。最近は段差もなにもないところでつまずいて転びそうになったり……そんなこともあるでしょう（あれ？　私だけ……）。

　心筋梗塞や脳梗塞などの内因性疾患ではなく、交通事故や転倒・転落、窒息などの不慮の事故で亡くなる方が毎年数万人（令和5年は4万4,440人）います。**交通事故で亡くなる方よりも、転倒・転落・墜落で亡くなる方のほうが多い**という事実を頭に入れておきましょう（**表1**）。特に65歳以上の高齢者では、転倒・転落・墜落で亡くなる方が交通事故で亡くなる方の5倍以上多いのです[1]。

　②不慮の溺死及び溺水（8,993人）のうち、頻度が高いのは80歳以上の高齢者の「浴槽内での及び浴槽への転落による溺死及び溺水（4,167人）」です。高齢者の入浴中の急変事例は救急外来でも多々経験します。また、⑤自然の力への曝露では、「自然の過度の高温への曝露」や「自然の過度の低温への曝露」、いわゆる熱中症と低体温が問題となり、どちらも高齢者が大半を占めます。夏の熱中症については連日注意喚起が出されますが、冬の低体温も同程度の発生数があり、同様に注意が必要です。

　入院中は、②不慮の溺死及び溺水、⑤自然の力への曝露、そして④交通事故は起こりません（多分）。注意すべきは、③その他の不慮の窒息（食物や胃内容物の誤嚥）、そして今回取り上げる①転倒・転落・墜落です。

入浴中の事故を防止するための6つのことは、こちらを参照してください。
●消費者庁ホームページ：みんなで知ろう、防ごう、高齢者の事故.

第 9 回　院内の転倒

　①転倒・転落・墜落のなかでも頻度が高いのは、同一平面上での転倒、すなわち廊下や道路などでの転倒です。滑って転倒、足がもつれて転倒、風にあおられ転倒、ふらつき転倒、救急外来では毎日のように経験します。高齢者ではその頻度が高く、特に80歳以上で非常に多いのが実情です[1]。

　入院患者さんの多くは高齢者が多く、感染症や脳卒中など、なんらかの疾患を抱え入院しているため、普段よりも一層転倒しやすい状態といえます。頻度の高い転倒患者さんに出会ったらどのように対応するのか、転倒させないためにはどうするべきなのか、今回はそのあたりを整理しておきましょう。

[表1]不慮の事故による死因（令和5年）

	総数	45〜64歳	65〜79歳	80歳以上
①転倒・転落・墜落	11,784人	556人	1,781人	9,277人
②不慮の溺死及び溺水	8,993人	475人	3,110人	5,160人
③その他の不慮の窒息	8,644人	635人	2,038人	5,741人
④交通事故	3,573人	803人	1,084人	1,032人
⑤自然の力への曝露	3,029人	424人	1,023人	1,515人

（文献1を参考に作成）

なぜ転倒するの？　転倒リスクは？

　転倒に関連する要因としては大きく、①生物学的リスク要因（年齢、性別、基礎疾患、認知機能など）、②行動的リスク要因（薬剤、アルコール、運動不足、不適切な履物など）、③環境的リスク要因（滑りやすい床や階段、固定されていない絨毯、不十分な照明、身体的拘束など）、④社会経済的リスク要因（不適切な住宅、地域資源の不足など）が挙げられます。なんだか小難しく聞こえてしまいますが、転倒の理由や関与する因子は複数存在することをまず理解しましょう。

　以下、転倒リスク因子とともに整理しておきましょう。

●リスク因子は？：入院患者さんは全員リスクあり？

　転びやすい患者さんはどのような患者さんでしょうか？　みなさんイメージしてみてください。高齢者、杖歩行、パーキンソン病や脳卒中後、降圧薬や睡眠薬などの薬を複数内服している、そんなイメージでしょうか。その他、視力低下やスリッパなどを想像した方もいるかもしれません。どれも正解です。

　危険因子は複数存在し、それらを併せもつことが多いですが、患者さん自身のリスクとしては、**体幹のバランスや歩行の障害**、**ポリファーマシー**、**過去の転倒歴**が主なものであり、その他、年齢（高齢ほど転倒しやすい）、視力（視力低下、視覚異常など）、認知機能の低下などが挙げられます（p.120表2）。

> ポリファーマシー（Polypharmacy）とは、Poly（多くの）＋Pharmacy（調剤）で、服用する薬が多いことによって、その飲み合わせによって副作用などの有害事象が生じることを意味します。

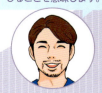

[表2] 転倒の主なリスク因子

①転倒歴
②薬剤（ポリファーマシー）
③体幹のバランス、歩行障害
④年齢（高齢者）
⑤視力（視力低下、視覚異常など）
⑥筋力低下、麻痺、失調
⑦起立性低血圧
　（パーキンソン病、糖尿病など）
⑧履物（スリッパなど）
⑨その他（認知機能の低下など）

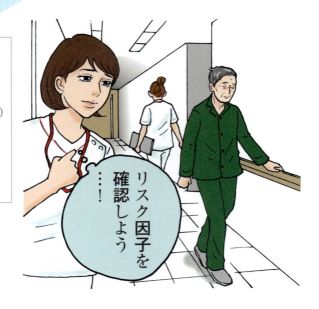

●リスクを見積もるために、まず確認すべき3つの質問[2]

　危険因子はたくさん存在するわけですが、これらのどれももち合わせない患者さんはまれですよね。入院患者さんは高齢者が多く、年齢とともに認知機能や視力は低下し、内服薬は一般的に増えますから……。そうなると高齢者の患者さんは一緒くたに転倒しやすいと考えがちですが、そのなかでもリスクが高い患者さんを見いだしておくことが重要です。

　そこで、**表3の3つの質問を入院時に確認**するようにしましょう。これは、高齢者の転倒リスク評価を見積もる際に有用な3つの質問で、これらのうちどれか1つでも「はい」と答えた場合には、さらなる転倒リスクの層別化を行うことが推奨されています[2]。どれも満たさなければ転倒しないということではなく、**どれか満たす場合にはその時点で転倒のリスクが高く、介入を急ぐ必要があるという認識をもつことが大切**です。まずはここからやっていきましょう。

[表3] 転倒リスクを評価する3つの質問
● 1年以内に以下のことがあったかどうかを確認する。

①	転倒したことがありますか？ 「はい」の場合には、何回ですか？　けがをしましたか？
②	立ち上がったり、歩く際に、バランスを崩したり、フラフラしたりしますか？
③	転んでしまうことについて心配だと思いますか？

（文献2より引用）

入院時に限らず、すべての高齢者は年に1回、さらに転倒するごとにこれらを質問し、転倒リスクの評価を行うことが推奨されています。

どこで転倒？　いつ転倒？

　入院患者さんはどこで転倒するのでしょうか？　転倒を回避するためには、頻度の高い場所を知る必要があります。トップ3は、①病室内、②廊下、③トイレです（**表4**）[3]。特別な場所で転倒するわけではなく、**患者さんのベッド周囲、そして部屋の前の廊下やトイレで転んでしまう**のです。

　頻度の高い病室内では何をきっかけに転倒するのか、それをまとめたのが**表5**です[3]。**トイレの前後に転倒しやすい**ことがわかります。排尿や排便の前後は血圧の変動が起こりやすく、また臥位から座位、立位と体位の変換によって血圧が低下することなどが、転倒に影響していることが予想されます。

　時間帯はいつが多いのでしょうか？　いつでも転倒は起こりえますが、特に夜間は注意が必要です（夜勤中の転倒、みなさんも経験ありますよね？！）。本邦の入院中に発生した頭部外傷による死亡事例の検討では、**11例中7例が夜間・明け方の受傷**でした[4]。高齢者は夜間にトイレに起きることもめずらしくありません。

　転倒リスクが高い患者さんでは、夜間のトイレは付き添うなど対策が必要ですが、ここでは1つ大切なことを覚えておきましょう。高齢者が夜間転倒するタイミング、トイレ以外にどのような状況が考えられるでしょうか？　じつは**みなさんが訪室した後**なのです。

　急性期の患者さんで経過をこまめに確認する必要がある場合もありますが、不用意な夜間の訪室は避ける必要があります。みなさんも寝ているときに誰かが部屋に入ってきたらいやですよね。せっかく入眠していたのに、懐中電灯を持って誰かが部屋に入ってきたら目が覚めてしまいます。目が覚めてしまうと、トイレに行っておこうかな、もしくはもうろうとして行動し、転倒してしまうことがあるのです。全身状態にもよりますが、可能な限り睡眠を妨げないことも大切であることを、あらためて認識しておきましょう。

　それでは具体的に、転倒してしまった患者さんに遭遇したらどのように対応するかを整理しておきましょう。

> ミュージカルを観に行くとプログラムやグッズなどを購入するために長蛇の列ができることがあります。その際、階段に並ばされることがあるのですが、可能な限り避けるべきですよね。販売か所を複数か所つくる（プログラムのみの場合には別場所など）など工夫してほしいものです。
> 劇場内で長蛇の列ができるというと幕間の女子トイレ。われ先にと一幕が終わってダッシュ！！！　これも危険なのでやめましょうね。

［表4］病院内の転倒場所

①	病室内	49.3%
②	目的地までの移動経路となる廊下	11.6%
③	病室外の共同トイレ	10.9%
④	浴室	4.0%
⑤	デイルーム	4.0%
⑥	洗面所	3.6%
⑦	エスカレーター、エレベーター	2.6%

（文献3を参考に作成）

［表5］病室内の転倒のきっかけ

①	トイレ（室外）へ行くとき	17.4%
②	排泄（トイレ移乗、立ち上がり）	16.1%
③	ベッドに戻るとき	15.4%
④	床のものを拾うとき、取るとき	6.0%
⑤	車いす、いすへの移乗	3.4%
⑥	洗面時	3.4%
⑦	整理整頓時	3.4%
⑧	カーテンやブラインドの操作時	2.7%
⑨	着替え時	2.0%

（文献3を参考に作成）

転倒患者に出会ったら

それでは具体的に転倒してしまった患者さんに対して、どのようにアプローチするべきかを考えていきましょう。以下の4つのことを意識します。
①バイタルサインを確認："みるべき4つのポイント"＋αをチェック
②症状を確認：頭部の所見を必ず確認！
③受傷理由を確認
④抗血栓薬の有無を確認
それぞれ以下に説明していきます。

転倒患者に出会ったら1
バイタルサインを確認："みるべき4つのポイント"＋αをチェック

　転倒患者に限りませんが、患者さんの全身状態を確認する際にバイタルサインは非常に重要です。「バイタルサインのみるべき4つのポイント」、覚えていますね？！　今回は特に「**②軽度の意識障害を見逃すな**」、これが重要です。

　高齢者が転倒し受傷しやすい部位は、**胸腰椎の圧迫骨折（尻餅をついて受傷）、大腿骨近位部骨折、橈骨遠位端骨折（手をついて受傷）** などが代表的ですが、これらは患者さんの痛みの訴えで把握可能かつバイタルサインは通常大きく変化はしません。もちろん受傷時には痛みのため頻脈、頻呼吸になることはありますが、意識障害をきたすことはなく、安静にすることで、普段どおりのバイタルサインへすみやかに回復するのが通常です。それに対して頭部外傷の場合、明らかな意識障害を認める中等症以上の頭部外傷の場合には認識することは平易ですが、なんだかぼぉーっとしている、受け答えが緩慢といったわずかな意識障害は見逃しがちです。普段との比較を意識しつつ、軽度の意識障害を見逃さないように注意しましょう。

　意識障害を認める場合には、**瞳孔所見** も確認しましょう。瞳孔の左右差を認める場合や対光反射の消失を認める場合には、頭蓋内疾患の可能性が高くなり、緊急度も高い状態です。意識障害は認めないものの、意識消失を認める場合には、頻度からは失神、特に排尿や排便に伴う反射性失神や起立性低血圧の可能性が高くなります。

　反射性失神では、受傷直後は収縮期血圧は低めで脈拍は上昇しないのが特徴です。起立性低血圧、特に自律神経障害では、収縮期血圧だけでなく拡張期血圧も低下し、脈拍は上昇しません。反射性失神は失神のなかでも最も頻度が高く、また起立性低血圧は高齢者では多く、特に75歳以上では65～74歳の7倍も発生しやすいことから、意識しておくとよいでしょう[5]。

●バイタルサインのみるべき4つのポイント
①呼吸数を意識せよ
②軽度の意識障害を見逃すな
③普段との比較を意識せよ
④総合的な判断を

意識障害と意識消失は似て非なるものです。意識障害は頭蓋内疾患の可能性もありますが、意識消失、特に脳血流が低下し引き起こされる失神は不整脈や心血管疾患が原因で引き起こされるため、意識を失ったのだから頭が原因、とは考えてはいけないことが重要です。

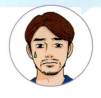

転倒患者に出会ったら2
症状を確認：頸部の所見を必ず確認！

　バイタルサインがおおむね問題なければ、**症状に重きを置きながら受傷部位を確認**しましょう。高齢者の転倒で受傷しやすい部位は前述のとおりですが、頭部を受傷している場合には、頭以上に**頸部の所見を確認することを忘れてはいけません**。「前のめりに転倒→前額部打撲→頸椎過伸展→頸椎頸髄損傷」といった具合に頭部を打撲した場合には、必ず首を意識する必要があります。

　転倒後自身で手足を動かし、首を回旋させている場合には過度に心配する必要はありませんが、ベッド脇で倒れていたなど、自身で十分に動くことができない患者さんの場合には、まずは用手的に頸部を保持し、**後頸部の圧痛などの評価を行う**必要があります（**図1**）。1人で対応するのは難しいので、可能であれば応援を呼び対応しましょう。後頸部の圧痛や意識障害を認める場合には、その時点で担当医など医師へ連絡するのが望ましいでしょう。

　大腿骨近位部骨折や圧迫骨折など、激痛を認める他部位の圧痛がある場合には、そちらに気をとられ、首を意識することを忘れがちです。**転倒患者さんでは常に頸部は意識すること、特に意識障害を認める場合、他部位の激痛を認める場合には注意する**と心得てください。

[図1] 用手的正中中間位固定法

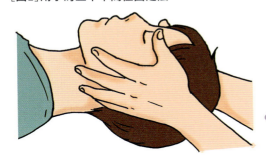

●両手で頭部を保持する。正面を向かせ中間位にするのは、解剖学的な頸椎軸の彎曲を保ったままにさせておくためである。

転倒患者に出会ったら3
受傷理由を確認

　滑って転んだなど受傷機転が明らかな場合とそうでない場合があります。倒れているところを発見し、本人も意識障害や意識消失を認める場合、認知症などで意思疎通が難しい場合、そのような場合には転倒した原因を慎重に検索する必要があります。

　失神やめまい、痙攣など原因は多岐にわたりますが、これらが新規に起こるだけでなく、入院の契機となった原因によって引き起こされている可能性も考えておく

必要があります。頻度の高い状況をいくつか紹介しておきましょう。これらを意識し理解すれば予防することも可能であり、また入院後、新規に引き起こされた場合もみるべきポイントを整理することができるでしょう。

❶消化管出血患者の転倒

　胃潰瘍や十二指腸潰瘍などの消化性潰瘍、憩室出血や虚血性腸炎、さらには胃がんや大腸がんなどが原因で吐血・下血、血便を主訴に救急外来や外来を受診し、入院となる患者さんは多いですよね。**出血を認める（認めた）ため、それに伴う起立性低血圧が起こりやすい状況**にあります。

> 起立性低血圧 → 失神（or 前失神）→ 転倒

　脳血流が低下しその後気を失ってしまい、立っていられなくなり転倒します。気を失っているため手をつくなどの防御の姿勢をとることができず、頭部や顔面の外傷を伴うことが多いでしょう。この場合には頸部も痛めている可能性があるため、きちんと評価することをお忘れなく。

　受傷後しばらくするとバイタルサインは安定することも多いですが、**受傷直後は血圧低下、頻脈を認めるのが一般的**です。

❷骨折患者の転倒

　四肢や脊椎などの骨折で入院となった場合には、痛みや骨折部位の処置（ギプス固定、手術など）によって行動が制限され、また普段のように力が入らずバランスを崩しやすいものです。私も前十字靱帯の手術を学生時代に受けましたが、術後はいろいろと大変でした。転びそうになったこともありましたね。

> 高齢者はβ遮断薬など、心拍数を抑える薬を内服していることもあるため、必ずしも頻脈が認められるとは限らない点には要注意です。普段と比較することを意識しましょう。排尿や排便に伴う状況失神（反射性失神）は、脈拍が上昇しないのが一般的でしたね（前述参照）。

　力が入らず転倒してしまった、バランスをとれず転倒してしまった、痛みがあるのは入院時に指摘されている骨折部位のみ、そのような状況であれば、その他の転倒理由を過度に心配しすぎる必要はありません。また、このような場合には意識障害や意識消失を認めず、バイタルサインも痛みに伴う頻脈などを一時的に認めることはありますが、安静で回復するのが一般的です。

❸感染症患者の転倒

　転倒の原因として感染症は非常に多く、救急外来を転倒で受診した患者さんの5人に1人（75歳以上では4人に1人）は尿路感染症などの感染症が関連していたという報告もあるくらいです[6]。感染症によって筋力が低下、経口摂取量の不足などによる脱水などいくつかの要因の関与が考えられます。特に、**50歳以上、前駆症状あり、意識障害や発熱などのバイタルサインの異常がある、自力で起き上がることができない**、そのような場合には感染症の関与を考え慎重な対応が必要となります。

　注意が必要なこととして、救急外来などの初療時には、転倒の原因が見過ごされていることが一定数あるということです。感染症による転倒は頻度が高いものの、受診時には発熱を認めなかった、発熱は認めたものの比較的元気な状態（新型コロ

ナ、インフルエンザも陰性）であったため骨折による発熱ととらえ精査は行わなかった、こういったことがあるのです。数日内に転倒を理由に骨折や頭部外傷で入院となった患者さんでは、感染症の関与は考えておいたほうがよいでしょう。高齢者（特に女性）で、尿路感染症が関与していることは決して少なくありませんから。

感染症か否かの判断、そして重症度を見積もるためには、**"声をかけ、脈を触れ、呼吸をまねよ！"**、でしたね（覚えてますよね？！）。

発熱患者、感染症の対応は第8回を参照してください。

❹脳卒中患者の転倒

片麻痺や視野・視力の異常など転倒しやすい状態です。また、痙攣などを認めるリスクもあります。さらに、嚥下障害や排尿障害を認めることもあり、誤嚥性肺炎や尿路感染症などの感染の関与も常に意識しておく必要があります。

院内の転倒の原因が新規の脳卒中ということもあります。頻度は決して多くはありませんが、**心原性脳塞栓症（心房細動による脳梗塞）の場合には片麻痺などの重篤な症状が突然生じることが特徴的**です。日本人の1～2％が心房細動だと推定され、加齢に伴って増え、80歳以上では10％以上と言われています[7]。高齢者の多い入院患者さんにおいて、担当の患者さんが心房細動をもっている可能性は決して低くはありません。そして脳塞栓症を予防するための抗凝固薬を内服していない場合には、脳梗塞の発症リスクは上昇するため、**心房細動の有無とともに、抗凝固薬の内服の有無も事前に確認**しておきましょう。

ワルファリン（ワーファリン）やDOACなどの抗凝固薬を内服している場合には、転倒に伴う出血リスクが高くなるため注意が必要です（後述）。

❺パーキンソン病患者などの転倒

パーキンソン病や**レビー小体型認知症**、さらには**糖尿病**、**アルコール多飲患者**さんは自律神経障害を伴う起立性低血圧を起こしやすく、転倒のリスクがあります。患者さんの基礎疾患を把握しておくことは、転倒の要因を考えるうえで重要です。また、普段の歩行の状態などを把握しておくと、リスクをより正確に見積もることができるでしょう。

●DOAC (direct oral anticoagulant)
直接作用型経口抗凝固薬のことで、ダビガトランエテキシラートメタンスルホン酸塩（プラザキサ®）、リバーロキサバン（イグザレルト®）、アピキサバン（エリキュース®）、エドキサバントシル酸塩水和物（リクシアナ®）などがあります。

「リスクを見積もるためにまず確認すべき3つの質問」（p.120表3）を確認するとともに、可能な患者さんであれば、**入院時や入院初期に実際の歩行状況をその目で確認**しておくとよいでしょう。リハビリ時なども少しの時間でもかまわないので、現状を伝え聞くだけではなく直視すると意識が変わると思いますよ。

❻食後低血圧

「朝食や昼食をとり、その後1～2時間以内に崩れるようにして倒れた」、そんな患者さんを見たことはないでしょうか？ 救急外来では、施設からこのような患者さんが数多く搬送されます。この際に忘れてはいけない原因、それが**食後低血圧**です。

食後低血圧は高齢者で頻度が高く、食後1〜2時間以内に収縮期血圧が20mmHg以上低下、または食後収縮期血圧が90mmHg以下になることで定義されます[8]。特に、**神経疾患（パーキンソン病、アルツハイマー病、糖尿病性神経障害など）患者さんではリスクが高いのです**[9]。また、**ループ利尿薬（ラシックス®など）は食後低血圧を悪化させる可能性**が示唆されています[10]。

食後低血圧は上記の理由から高齢者に多いものの、考慮されていないことが多い印象です。診断は、食後の血圧の推移などを確認して診断しますが、まずは**失神の原因に食後低血圧も考慮してみてください**。転倒が食後1〜2時間以内の場合で、明らかな受傷理由が同定できない場合にはぜひ考えてみてください。

転倒患者に出会ったら4

抗血栓薬の有無を確認

入院患者さんでは内服している薬が判明しているはずです。頭部外傷など転倒した患者さんがアスピリン（バイアスピリン®）などの**抗血小板薬**、ワルファリンやDOACなどの**抗凝固薬**を内服している場合には、出血リスクが高くなります。

また、受傷後にそれらの抗血栓薬の内服を継続するのか、それとも止めるべきなのか、さらには効果を拮抗させる薬を使用するべきなのかといろいろと考えることがたくさんあります。止めて、拮抗できるものは拮抗すればよいのではないかと思うかもしれませんが、心原性脳塞栓症予防のために内服している抗凝固薬を止めて脳梗塞を起こしてしまっては困りますよね。

細かいことは割愛しますが、抗血栓薬を内服している場合には、その後の対応をあれやこれやと考える必要があるため、**内服使用の有無に関しては把握**しておくようにしましょう。

画像検査の適応：転倒した患者さんのうち、誰を撮影するべきなのか？

●「大腿骨近位部骨折かも？」と思ったら画像検査

転倒して頭をぶつけると、担当医から頭部CTのオーダーが入ることがありますよね。それって何を基準に判断しているのでしょうか？　頭をぶつけた可能性のある方は全例撮影するべきなのでしょうか？

大腿骨近位部骨折であれば、患者さんが股関節や大腿部をめちゃくちゃ痛がり、さらに症状の改善には手術が必要となり、それも早期に手術しなければ予後が悪化してしまうため、疑ったら積極的に画像検査を行います。つまり、**「大腿骨近位部骨折かも？」と思ったら画像が必要**なわけです。それでは頭をぶつけた場合にはどうでしょうか？

●転倒して頭部CT撮影が必要な場合とは？

院内の転倒症例に頭部CTを撮影する確固たる指標はないのですが、救急外来で頭部外傷の患者さんをみる際には、いくつかの指標が存在します。頭部外傷は、一般的に軽症、中等症、重症の3段階に分類されますが、**明らかな意識障害を認める場合（GCS＜14）は中等症以上と判断しCTは必須**です。それに対して軽症頭部外傷（GCS14〜15）の場合には、**表6**の項目を確認し、1項目も該当しない場合には頭部CTは不要と判断します[11]。

え？　そうなると高齢者は全例頭部CTが必要なのね、そう思いますよね。しかし、これは違うんです。じつはこの表6の使用条件として、軽症頭部外傷の患者さんのうち、**受傷時に意識障害、意識消失、健忘が認められた症例**という前提があります。そのため、例えば段差につまずき転倒したものの、意識清明で意識消失を認めない場合に、これを基準にすると過剰な頭部CTを撮影することになってしまいます。

そのため、まずみなさんにやっていただきたいことは、バイタルサインの確認はあたりまえとして、**意識障害や意識消失、健忘を認めるか否かの評価**です。普段と異なる状態（意識障害あり）、意識消失や健忘を認める場合には、転倒患者に出会ったらの4項目を確認し、担当医へ連絡しましょう（この場合には多くの場合、頭部CTをすぐに撮影することになるでしょう）。認めない場合には、表6の項目を転倒患者に出会ったらの4項目とともに評価し連絡すればOKです（頭部CTは、その後の評価次第で撮影するか否かを判断することになるでしょう）。

> ● 転倒患者に出会ったら
> ❶ バイタルサインを確認：" みるべき4つのポイント"＋αをチェック
> ❷ 症状を確認：頸部の所見を必ず確認！
> ❸ 受傷理由を確認
> ❹ 抗血栓薬の有無を確認

[表6] 軽症頭部外傷患者の確認事項

臨床所見（1つでも満たせば頭部CTを撮影）	評価すべきこと
受傷2時間後のGCS＜15	意識状態の推移
頭蓋骨開放骨折または陥没骨折を疑う	受傷部位の所見
頭蓋底骨折を疑う所見あり	パンダの眼、鼓膜内出血など
2回以上の嘔吐	嘔気・嘔吐の有無
65歳以上	年齢
受傷以前30分間以上の健忘	受傷前後の記憶
危険な受傷機転	どのように受傷したのか

> 【パンダの眼】眼の周りに皮下出血が生じること。

> 表6の項目を満たさない場合、脳神経外科的な緊急処置が必要となるケースはまずありません。ただし、このことが頭部CTで異常がまったく認められないことと同義ではない点に注意が必要です。保存的加療で対応可能な外傷性くも膜下出血や硬膜下血腫などが認められる場合もあることは理解しておきましょう。

●バイタルサインや受傷部位、原因を調べて経過を観察することが大切

「入院中に発生した転倒・転落による頭部外傷に係る死亡事例の分析」では、転倒・転落後の診断と対応として、**p.128表7**を推奨しています（一部抜粋）[4]。提言1を読むとわかりますが、入院中に頭をぶつけたかもしれない患者さんでは全例頭部CTを撮影することを推奨しています。この提言、正直私はお勧めできません。提言2や3も読んでいただくとわかりますが、とにかく頭部CT、抗血栓薬を内服していたら何度も頭部CT、なんかあったらいけないので専門家がいるところで……こんな感じです。

そんなことより、もっと大切なことがあるんです。これは頭部外傷によって亡くなってしまった死亡事例の分析から得られた提言ですから仕方がないことではあるのですが、重要なことは**転倒などによって頭部外傷を認めた症例では、きちんとバイタルサインや受傷部位、原因を考察すること、そして（これが非常に重要ですが）経過をきちんと観察すること**です。入院しているわけですから、経過を追うことはできますよね。

●入院中に発生した転倒・転落による頭部外傷に係る死亡事例の分析[4]

[表7] 転倒・転落後の診断と対応

提言1	転倒・転落による頭部打撲の場合は、急速に症状が悪化し、致命的な状態になることがあるため、意識レベルや麻痺、瞳孔所見などの神経学的所見を観察する。特に高齢者においては症状が出現しにくく、明らかな異常を認めなくても、状況に応じて頭部CT撮影を考慮する。
提言2	頭部打撲が明らかでなくても抗凝固薬・抗血小板薬を内服している患者が転倒・転落した場合は、頭蓋内出血が生じている可能性があることを認識する。初回CTで頭蓋内に何らかの出血の所見が認められる場合には、急速に増大する危険性があるため、予め時間を決めて（数時間後に）再度、頭部CTを撮影することも考慮する。
提言3	頭部CT上、出血などの異常所見があれば、脳神経外科医師の管理下に迅速に手術ができる体制で診療を行う。常勤の脳神経外科医師がいない病院や時間帯では、迅速に対応できるよう脳神経外科手術が可能な病院へ転送できる体制を平時から構築しておく。

（文献4より引用）

● 保坂さんには頭部CTが必要か？

例えば、冒頭の症例の保坂さん（75歳男性）は頭部CTが必要でしょうか？　年齢が該当するから……ではないですよね。まずは、バイタルサインを確認します。意識障害がわずかでもないか、普段との比較を意識して確認するわけです。

ここで「意識障害あり」となると、原因のいかんによらず、前額部の打撲痕と併せて中等症以上の頭部外傷はありそうなので緊急事態、担当医へ連絡です。意識障害を認めない場合には病歴を確認し、意識消失や健忘の有無も確認します。意識消失や健忘を認める場合にも、高齢者では頭部CTの適応とはなりますが、意識障害を伴う場合と比較し対応の余裕はあるため、表6 (p.127)の項目も評価して連絡しましょう。

佐東先生が「なんで転んでしまったの？」と聞いていますが、これが重要でしたね。**受傷機転は必ず意識しましょう**。脳梗塞の患者さんですから歩行がおぼつかなかったのか、バランスを崩したのか、さらには痙攣してしまったのか、それとも……いろいろと考えることがあるわけです。もしかしたら数分前に訪室していたことが原因かもしれませんよ。

第 9 回 院内の転倒

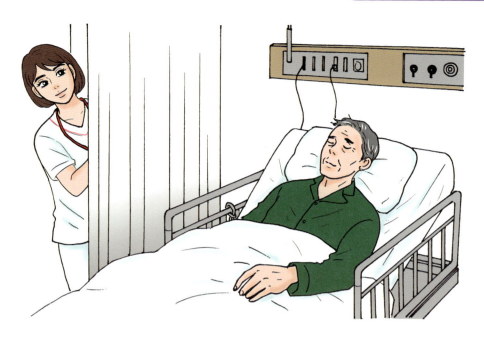

　最後に、今回も孫子の言葉から1つ紹介しておきます[12]。
「敵の情を知らざる者は、不仁の至りなり」
　敵国の情報収集を怠る者は、民に対する仁愛の情に欠ける者である、という意味です。転倒のリスク因子、受傷原因、ここを面倒でも徹底的に確認することが重要です。それを怠り転倒し、大腿骨近位部骨折や頭部外傷を引き起こしてしまっては、それまでのすべてが無に帰することに……。

　寝たきりの患者さんが転倒することはありません。しかし、寝たきりになってしまっては多くの問題が生じるため、私たちは寝たきりにならないように、早期離床を心がけていますよね。早期離床と転倒は表裏一体、大変かもしれませんが転倒の予防には日々注意し、そして転倒してしまった患者さんでは単に受傷の結果生じた外傷だけでなく、受傷原因も意識して対応できるようになりましょう。

今回の事例

💬 今回の学びからよくなったね！

保坂さんの病室

保坂さん、大丈夫ですか？

（個室の部屋のベッド脇に仰向けで倒れている。右の額にたんこぶがある）

保坂さん、わかりますか？（脳梗塞後で抗血小板薬を内服していたな）

GOOD! 抗血栓薬の内服を把握し意識していますね。

あ、はい。

（脈を触れながら）名前言えますか？

ホカサブロウです。

（バイタルサインはおおむね問題なしと）痛いところはありますか？　首は大丈夫ですか？

GOOD! まずはバイタルサインの確認、そして頭部だけに気をとられることなく、頸部の所見も確認していますね。

ここ（前額部右側）はちょっと痛いですけど首は大丈夫です。

どうして転んじゃったのですか？

GOOD! 受傷原因を探ろうとしていますね。

ちょっと目が覚めてしまって、トイレに行こうと思ったらバランス崩しちゃいました。

Column　転倒・転落事故ゼロは不可能

　近年、転倒・転落をめぐる裁判で医療・介護施設側の責任を問う判決が続いたことから、2023年11月、日本医療安全学会など11団体は「介護・医療現場における転倒・転落〜実情と展望〜」と題して共同声明を出しました[1]。転倒・転落は高齢者において日常的かつ多様な要因で発生し、完全な予測や防止は困難です。背景要因は患者の身体・心理状態や環境要因が複雑に絡み合い、個別の対応が必要とされています。現行の法的判断では医療現場の現実を無視した責任追及が多く、過度な萎縮や身体的拘束につながる懸念があります。声明は、理想論ではなく現実的な視点で転倒予防に取り組む必要性を強調し、家族や多職種連携の重要性、患者の人権尊重の必要性を訴えています。みなさんもぜひ読んで考えてみてください。

〈引用文献〉
1．日本医療安全学会ホームページ：『介護・医療現場における転倒・転落〜実情と展望〜』11団体共同声明のご報告.
https://www.jpscs.org/?p=1509（2025.1.20アクセス）

〈引用文献〉

1. 厚生労働省：人口動態統計 令和5年 上巻 死亡 第5 31表 不慮の事故による死因（三桁基本分類）別にみた年齢（5歳階級）別死亡数.

2. American Geriatrics Society［website］：AGS/BGS Clinical Practice Guideline for Prevention of Falls in Older Persons（2010）. New York, American Geriatrics Society, 2011.

3. 圓見千代, 上間あおい, 田中宏明, 他：転倒予防への患者参加を目的とした転倒インシデントの分析と説明用ツールの開発－大阪大学医学部附属病院の取り組み. 看護管理 2016；26（12）：1072-1077.

4. 医療事故調査・支援センター（一般社団法人 日本医療安全調査機構）：医療事故の再発防止に向けた提言第9号　入院中に発生した転倒・転落による頭部外傷に係る死亡事例の分析.
https://www.medsafe.or.jp/uploads/uploads/files/teigen-09.pdf（2025.1.20アクセス）

5. Ungar A, Mussi C, Rosso AD, et al. ：Diagnosis and characteristics of syncope in older patients referred to geriatric departments. *J Am Geriatr Soc* 2006；54（10）：1531-1536.
PMID：17038070　　DOI：10.1111/j.1532-5415.2006.00891.x

6. Manian FA, Hsu F, Huang D, et al. ：Coexisting Systemic Infections in Patients Hospitalized Because of a Fall: Prevalence and Risk Factors. *J Emerg Med* 2020；58（5）：733-740.
PMID：32205000　　DOI：10.1016/j.jemermed.2020.01.018

7. Feinberg WM, Blackshear JL, Laupacis A, et al. ：Prevalence, age distribution, and gender of patients with atrial fibrillation. Analysis and implications. *Arch Intern Med* 1995；155（5）：469-473.
PMID：7864703

8. Jansen RW, Lipsitz LA：Postprandial hypotension: epidemiology, pathophysiology, and clinical management. *Ann Intern Med* 1995；122（4）：286-295.
PMID：7825766　　DOI：10.7326/0003-4819-122-4-199502150-00009

9. Pavelić A, Skorić MK, Crnošija L, et al. ：Postprandial hypotension in neurological disorders：systematic review and meta-analysis. *Clin Auton Res* 2017；27（4）：263-271.
PMID：28647892　　DOI：10.1007/s10286-017-0440-8

10. 日本老年医学会「高齢者の生活習慣病管理ガイドライン」作成ワーキング：「高齢者高血圧診療ガイドライン2017」. 日老医誌 2017；54（3）：236-298.

11. Stiell IG, Wells GA, Vandemheen K, et al. ：The Canadian CT Head Rule for patients with minor head injury. *Lancet* 2001；357（9266）：1391-1396.
PMID：11356436　　DOI：10.1016/s0140-6736(00)04561-x

12. 島崎晋：眠れなくなるほど面白い 図解孫子の兵法. 日本文芸社, 東京, 2019.

第 10 回
脈が速い・遅い：
モニターではなく患者をみよう

脈の速さや遅さは、患者さんの状態をみる重要なサインですが、数値だけでなく、表情や皮膚の色、呼吸状態などを観察し、全体で把握することが必要です。「患者自身」をしっかりと見て判断することが、正確な対応には必要です。

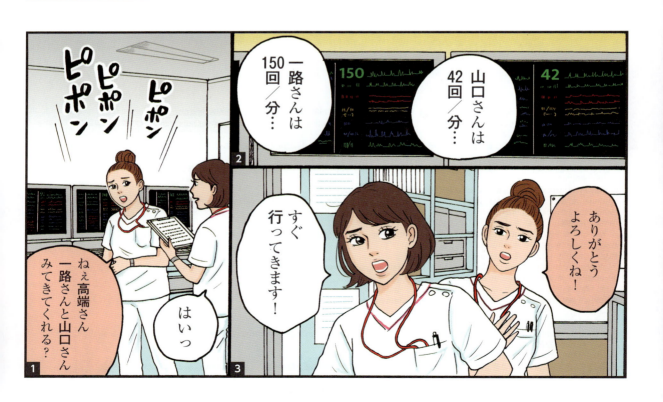

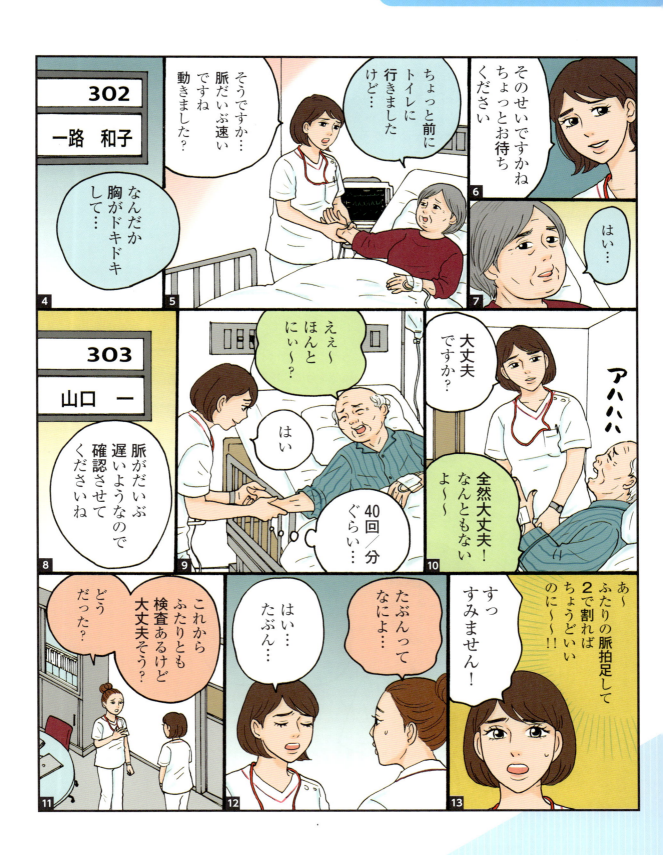

早期警告スコア（EWSS）の代表であるNEWSには、7項目が含まれています（p.16 表2）[1]。これまでSpO$_2$低下、血圧低下、発熱は取り上げました。そして、呼吸数を意識すること、軽度の意識障害を見逃さないこと、これはバイタルサインの4つのポイントとして大切であることを繰り返し伝えてきました（カルテに呼吸数、記載していますよね？！）。

　『エリザベート』のワンシーンでトート扮するドクトルゼーブルガーも、エリザベートが倒れた際にパッと橈骨動脈を触れ、「脈は～」と脈拍を確認しています。NEWSの残りの項目である"心拍数"、今回はここに注目し、頻脈・徐脈の患者さんの対応を整理しておきましょう。病棟でモニターが鳴ることは多々あると思いますが、頻脈や徐脈が原因ということは多いですよね。

『エリザベート』への熱い想いは、ぜひp.145のコメントを読んでみてくださいね。

心拍数と脈拍数

●「心拍数」と「脈拍数」は似て非なるもの

　心拍数と脈拍数、この違いを説明できるでしょうか。心拍数は**心臓が1分間に拍動する数**なのに対して、脈拍数は**橈骨動脈など動脈が1分間に拍動する数**です。**通常、心拍数と脈拍数は一致しますが、必ずしもそうではない**ということは理解しておく必要があります。一致しないときこそ、マズい状態であることが多いですからね。

　それでは、まずみなさん自分自身で確認してみましょう。自身の心拍数を聴診しながら、橈骨動脈を触れてみてください（意外と難しい？　でもできますよね）。おそらくみなさんは、心臓の鼓動とほぼ同じタイミングで、橈骨動脈で拍動を感じるはずです。それではどのようなときに、これが不一致となるでしょうか。

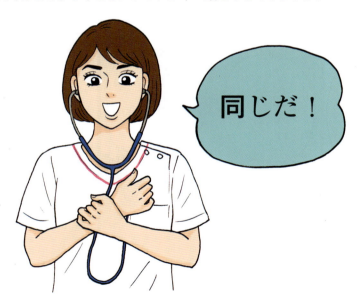

第10回 脈が速い・遅い

●心拍数≧脈拍数

　心拍数が脈拍数を超えることはありません。そりゃそうですよね。ポンプである心臓が拍動し血液を駆出し、それが全身を駆け巡るわけですからね。

　ここでイメージしてみましょう。長縄を2人で持ち、片側から上下に揺さぶってみた経験、ありますよね。勢いよく揺らせば相手にもその波が伝わりますが、チョコっと揺らすだけでは相手の手元はピクリともしません。勢いがそれほどなくても回数がそれなりにあれば届くこともありますが、1回大きな波をたてても、その回数があまりにも少なければ届きませんよね。

　そう、相手に届かせるためには、それなりの波の大きさと回数が必要なのです。これを心臓に置き換えれば、**それなりの心収縮力と心拍数がなければ、末梢の血管へは届かない**ということになります。

> ●バイタルサインのみるべき
> 4つのポイント
> ❶呼吸数を意識せよ
> ❷軽度の意識障害を見逃すな
> ❸普段との比較を意識せよ
> ❹総合的な判断を

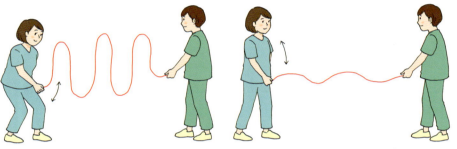

●相手に届かせるには、それなりの波の大きさ（＝心収縮力）と回数（＝心拍数）が必要！

●心拍数と脈拍数が乖離するのはマズいサイン？！

　モニターでは140回/分の心拍数を示しているのに、橈骨動脈では同じ回数を確認できない、または確認できるけれども非常に弱い、そのようなときには**本来届いてほしい血液が十分に行き届いていない**ことを意味します。血の巡りが悪いわけですから血圧は低そうですよね。

　ちなみに、橈骨動脈でなんとか脈拍を触知できるときはどの程度の血圧であったか覚えていますか？　頸動脈の脈拍が触知可能であれば収縮期血圧は50mmHg程度、大腿動脈で可能であれば70mmHg程度、橈骨動脈で可能であれば80mmHg程度と推定されるのでしたね。

> 血圧低下については第7回を参考にしてください。

●不整脈の影響

　もう1つ、心拍数と脈拍数が乖離する代表的な原因を覚えておきましょう。

　それが**不整脈**です。通常、われわれの心臓は一定のリズムで拍動しているわけですが、そのリズムが突然変化したり、バラバラになった場合には、1回心拍出量はどうなるでしょうか。

　ここでまた心臓を空気入れ、血管をタイヤに例えて考えてみましょう（このたとえについては第7回を参照ください）。空気入れでシュポシュポ一定のペースでタイヤへ空気を押し込めば効率はよいですが、ペースがズレたり、常にバラバラな状態では、押し出す空気の量は減りそうですよね。この**突如リズムが変化するのが期**

135

外収縮、バラバラなのが心房細動という不整脈です（厳密には他にもいろいろありますが、頻度や理解のためにまずはこのようにざっくり覚えておけばOKです。図1・2）。そのため、モニターを見ながら脈拍を触知することが非常に大切なのです。

[図1] 心室期外収縮の波形の例

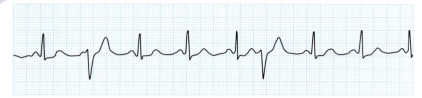

● P波はなく不規則な波形となる。
● QRS波は幅広となる。

[図2] 心房細動の波形の例

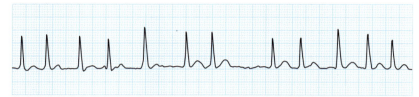

● P波のわからない不規則な波形となる。
● f波が生じるのが特徴的（基線の小さな揺れ）。

頻脈と徐脈

● 頻脈・徐脈の定義

　心臓の拍動頻度が極端に少ない場合を徐脈、逆に速くなる状態を頻脈と呼びます。おおよそ**50〜60回/分以下を徐脈、90〜100回/分以上を頻脈**と考えればよいでしょう。極端な徐脈や頻脈では、前述のとおり心臓から十分な血液を送り出すことができず、その数値には多少の誤差があるため、幅をもたせて理解しておけばOKです。
　NEWS（p.16表2）の心拍数（回/分）の項目を見ると、具体的な心拍数とそのマズさの重みづけがわかります。51〜90回/分は0点なのに対して、40回/分以下、131回/分以上は明らかな異常で、最高得点の3点が割り当てられています。

● 最大心拍数はどのくらい？

　みなさん、どれくらいまで心拍数を上昇させることができますか？　これもちょっとやってみましょう。本書を読みたくてしょうがないとは思いますが、いったん置き、まずは自分自身の脈拍を測ってみましょう。おそらくNEWSで0点となる範囲ですよね。それでは、その辺をしばらく歩いて測定してみましょう。100回/分程度の1点の範囲に入ったでしょうか。そして可能であれば階段を駆け上ったり、ダッシュしてみましょう。どうですか、3点に該当する131回/分以上になったでしょうか。
　私は定期的に走るようにしているのですが（最近おなかの肉がヤバめで……）、そ

の際の最大心拍数は180回/分前後です。Apple watchを愛用している方は、毎日定期的に心拍数が記録されますよね。私のiPhoneのヘルスケアの項目で心拍数の項目を確認すると、最近1年間で40〜185回/分と表示されました。

　話を戻しましょう。私の最大心拍数は180回/分前後であったわけですが、みなさんのなかにはもっと上昇した、いやいやそんなに上昇しなかった、そんな方もいるでしょう。個人差やどの程度の負荷をかけたかにもよるので、バラツキがあって当然です。

　また、お子さんがいる方は就寝中の脈拍を確認してみてください。安静時の成人の脈拍が100回/分を超えることは通常ありませんが、子どもは違います。若ければ若いほど脈拍は速く、2歳前後までは120回/分程度が正常です。スヤスヤ心地よさそうに寝ているのに脈がめっちゃ速い、そんな感じなのです。

● 最大心拍数を予測する式とは

　最大心拍数を予測する式はいくつかありますが、有名なものに以下の2つがあり、それ以外にもいくつかあります[2-4]。

> ①220－年齢
> ②208－年齢×0.7

　これは簡単ですよね。例えば50歳であれば①170回/分、②173回/分、80歳であれば①140回/分、②152回/分です。計算が苦手な方は自動で計算してくれるサイトもありますよ。

　結論から言ってしまうと、これらの数値はあくまで参考値です。成人のデータが多く、小児や高齢者では当てにならないのではないか、基礎疾患があるとどうなのだろう、心拍数に影響を及ぼす薬剤を内服している場合には利用できるのか、などなど問題点はあります。

　しかし、何かしらの基準を持ち合わせていなければマズいのか否かを判断できません。1つの基準として持ち合わせ、**最大心拍数以上の心拍数や脈拍を示している場合には、単純な洞性頻脈ではなく、何らかの不整脈ではないかと疑い対応すると よい**でしょう。

　例えば冒頭の症例では、一路さんは75歳で150回/分の心拍数を示しています。①の式で計算すると（220－75）ですから145回/分、②の式で計算すると（208－75×0.7）ですから155.5回/分が最大心拍数となります。「え？　どっちを信用すれば……」と思うかもしれませんが、ざっくりと最大心拍数ギリギリの状態だからマズい状態と判断すればOKです。**その他のバイタルサイン、そして何より症状を伴っているわけですからマズいと判断できますよね。**

● 最低心拍数はどのくらい？

　最大心拍数について述べたら、最低心拍数に関しても気になりますよね。推奨できる予測式みたいなものは存在しませんが（私は知りませんが）、参考になるのは**睡眠中の心拍数**でしょう。1日のうちで最もリラックスしている状態、それが睡眠時です。副交感神経が優位となり、心拍数は日中活動時と比較して抑えられます。私自身

● 最大心拍数を推定するサイト[5]

の脈拍は40回/分程度になることもあるというのは前述しましたが、50回/分を下回っていたのはすべて睡眠中でした。

　病棟でも、徐脈が発生した時間が日中なのか夜間なのかによって、おそらく原因は異なります。患者さんも夜は寝ているわけで、脈が遅めでもスヤスヤ眠っているようであれば、まず問題ないことが多いでしょう。

心房細動とは

　最も有名な不整脈、それが心房細動ではないでしょうか（p.136図2）。心房細動の有病率は年齢が進むにつれて上昇し、高齢者が多い入院患者さんでは認められる頻度も高くなります。みなさんも、担当患者さんの頻脈や徐脈の原因が心房細動であったという経験ありますよね？　また、特に症状は認めていなくても心房細動の指摘がされていて、ワルファリン（ワーファリン）やDOAC（p.125参照）などの抗凝固薬を内服している患者さんを担当した経験があると思います。

●心房細動が増えている2つの理由

　心房細動の有病率は年々上昇していますが、これには2つの因子が主に関与しています。

　1つは前述したとおり**年齢が危険因子**であるため、高齢者が増えるに伴い増加していること、そしてもう1つが**無症候性心房細動の検出方法の精度**に起因するものです。以前は動悸などの症状を認めた場合には、外来での心電図、さらにはホルター心電図など少し長めの心電図を確認し検出していました。最近では植え込み型ループ心電計など、長期間（数年間）の心電図の記録が可能なデバイスも開発され普及してきています。モニタリングの期間が長くなれば、それだけ検出率は上昇します。

　また、Apple watchなどのスマートウォッチで心房細動が検出できる、そんな情報を聞いたことがある方もいるでしょう。現時点ではその精度は絶対的なものではなく、心房細動を疑わせる不規則な心拍の通知を利用可能か否かは国や地域によりますが、今後手首につけているだけで心房細動をキャッチできる時代はくるでしょう[6]（使用している感覚上、精度がドンドン上がっていますからね）。

●心房細動を検出する2つの理由

　それでは、なぜそれほどまでに検出することが重要なのでしょうか。これも大きく2つの理由があります。

　1つ目は**心房細動に伴う症状**です。心房細動は、頻脈になることも徐脈になることもあり、血行動態に影響を及ぼし、動悸や呼吸困難、失神、前失神などの症状を呈することがあります。それがゆえに、心拍数やリズムをコントロールすることが必要です。最近ではアブレーション治療も普及していますが、何はともあれ症状緩和が重要ですので、症状を伴う頻脈を認める場合には心拍数を抑えるような薬、徐脈を認める場合にはペースメーカなどが治療の選択肢となります（詳細はガイドライン参照）[7]。

　もう1つの理由が**心原性脳塞栓症**、いわゆる**脳梗塞の予防の必要性**があるからで

> ガイドラインについて詳細は割愛しますが、時間があるときに読んでみてください。日本循環器学会のガイドラインはどなたでも閲覧可能で読みやすいです。

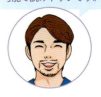

第 10 回 脈が速い・遅い

す。脳梗塞患者のおおよそ3人に1人は、心房細動によってできた血栓が詰まることによって引き起こされます。そのため、心房細動を認める患者さんのうち、リスクが高い患者さんでは、抗凝固薬を内服することによって予防することが重要となるのです[6]。

心房細動患者のうち、心原性脳塞栓症のリスクが高いか否かは患者背景によってある程度見積もることができます。代表的な指標が**CHADS₂スコア**（**表1**）です[8]。これらの項目に該当すればするほどリスクが高くなりますが、高齢者では少なくとも複数項目該当しそうですよね。

院内で遭遇する頻脈・徐脈は、高齢者も多いことから心房細動が原因ということも多く、"心房細動か否か"はその後の対応に影響するため意識しておくとよいでしょう。また、入院時から心房細動が指摘されていることが判明している場合には、**抗凝固薬の有無も併せて把握**しておきましょう。

[表1]CHADS₂スコア

頭文字	危険因子		点数
C	Congestive heart failure	心不全	1
H	Hypertension	高血圧（治療中も含む）	1
A	Age	年齢（75歳以上）	1
D	Diabetes mellitus	糖尿病	1
S₂	Stroke/TIA	脳卒中/TIAの既往	2

（文献8より引用）

【TIA】transient ischemic attack：一過性脳虚血発作

ペースメーカは徐脈の患者全員に適応するの？

徐脈患者に対する究極の治療法、それがペースメーカですよね。洞不全症候群、完全房室ブロック、徐脈性心房細動など、徐脈によって失神などの症状を伴っている場合にはペースメーカの適応を考える必要があります。

しかし、徐脈患者すべてにペースメーカを植え込むかというと、そんなことはありません。

●ペースメーカの適応

ペースメーカの適応は「**薬剤によらない症候性徐脈**」です。前述したとおり心房細動患者では、心拍数が上昇しすぎないように薬剤を内服している場合があります。また、心房細動以外の患者さんにおいても、心拍数を抑える薬を内服している場合は多いものです。カルベジロール（アーチスト®）、ビソプロロールフマル酸塩（メインテート®）、ベラパミル塩酸塩（ワソラン®）、ドネペジル塩酸塩（アリセプト®）など、徐脈をきたしうる薬剤は複数存在します（**p.140表2**）[9]。

薬剤によって徐脈を認める場合には、その薬剤を中止しなければ症状は改善しません。また、薬剤を中止することが可能なのであれば、侵襲的処置を伴うペースメーカの挿入は避けられますし、避けるべきですよね。

139

[表2] 徐脈をきたしうる薬剤

薬剤の種類	一般名（商品名）
抗不整脈薬	アミオダロン塩酸塩（アミオダロン塩酸塩）など、ほぼすべての抗不整脈薬
β遮断薬 （点眼薬も含む）	カルベジロール（アーチスト®）、ビソプロロールフマル酸塩（メインテート®）、カルテオロール塩酸塩（ミケラン®LA点眼液）など
Ca拮抗薬	ベラパミル塩酸塩（ワソラン®）など
アセチルコリン エステラーゼ阻害薬	ドネペジル塩酸塩（アリセプト®）、ネオスチグミン臭化物（ワゴスチグミン®）、ジスチグミン臭化物（ウブレチド®）など
向精神病薬	三環系抗うつ薬、炭酸リチウムなど
その他	ジギタリス配糖体製剤（ジゴシン®）、シメチジン（シメチジン）、フェニトイン（アレビアチン®）、ホスフェニトインナトリウム（ホストイン®）など

（文献9より引用）

● 忘れてはいけない高カリウム血症

薬剤以外に電解質、特に**高カリウム血症**で徐脈を認めることがあります。高カリウム血症というとテント状T波が有名かもしれませんが、徐脈も覚えておきましょう。「**徐脈やなんだかよくわからない心電図を見たら高カリウム血症を考える**」、このように覚えておくことをお勧めします。"ショック＋徐脈"で考える原因はp.37で解説しているので、あわせて確認しておきましょう。

「徐脈だからペースメーカ」ではなく、原因によっては薬剤の中止、また電解質の補正が根本的な介入の第一歩となることを理解しておきましょう。

薬剤性であっても経皮ペーシングなど、一時しのぎをするためのペースメーカが必要になることはあります。高カリウム血症では、治療ですみやかにカリウムをコントロールすることができれば、徐脈もまたすみやかに解消します。

院内における頻脈・徐脈の原因：5Pをチェック

それでは、院内における頻脈・徐脈の原因にはどのようなものがあるでしょうか？　みなさんもうおわかりですね。そう、患者さんごとに異なるのです。今回もまた5Pを意識しながら整理していきましょう。

❶目的（Purpose）：入院の目的・理由は？

3人の患者さんを紹介します。第7回の症例と同様です。

a）61歳男性。吐血を主訴に救急外来を受診。上部消化管出血が疑われ、待機的に上部消化管内視鏡検査を行う方針となり入院。現在絶食、点滴管理中。
b）81歳女性。数週間前、失語、上下肢麻痺を主訴に前医へ救急搬送。精査の結果、心房細動に伴う心原性脳塞栓症の診断となり入院。状態が安定し、リハビリ目的で当院へ転院となった。嚥下障害、半身麻痺を認め、現在、胃管、尿道カテーテル挿入中。
c）73歳女性。来院前日に自宅で転倒し、体動困難なため救急外来を受診。精査の結果、左大腿骨近位部骨折の診断、疼痛管理、手術目的で入院となった。

● 急変対応の5P
❶目的（Purpose）：入院の目的・理由は？
❷患者（Patient）：患者さんはどんな人？
❸方針（Policy）：今後の方針は？
❹問題点（Problem）：現在の問題点は？
❺予測（Prediction）：急変する可能性ってある？

第 10 回　脈が速い・遅い

さぁ、いかがでしょうか。この 3 人の患者さんがそれぞれ、頻脈、徐脈を認めたらどのような原因を考えますか？

aであれば、**消化管出血に伴う頻脈（循環血液量減少性ショックの前段階）**、bであれば**指摘されている心房細動に伴う頻脈・徐脈**は起こりえますよね。また、尿道カテーテルなど異物が挿入されているため、**頻脈以外に頻呼吸などを認めれば尿路感染など感染症が原因**かもしれません。cであれば、**痛みに伴う頻脈や鎮痛薬など薬剤に伴う徐脈**なども考える必要があるかもしれません。

b・cの症例など高齢者では、成人と比較して心房細動以外に、**洞不全症候群や房室ブロックなど徐脈を呈する不整脈**も起こりえますね。

❷患者（Patient）：患者さんはどんな人？

入院患者さんは、入院時や外来で心電図が行われていることが多いと思います。担当になったら一度は確認しましょう。細かなところまで心電図を判読する必要はありませんが、**心房細動や脚ブロック、房室ブロックなどの有無**は最低限確認しましょう。また、健康診断などの安静時の心電図があれば、**普段の心拍数も併せて把握**できると思うので見ておいてくださいね。

aやcの患者さんが、じつは心房細動が入院時の心電図で認められていたら、**ワルファリンやDOACを内服**しているかもしれませんからね。「そんなの入院時に主治医が把握するべき」という意見はごもっともですが、急性期に情報がすべて把握できるとは限らず、またチーム医療ですから協力して患者把握に努めましょう。

❸方針（Policy）：今後の方針は？

aの患者さんは待機的に内視鏡を行う方針ですが、頻脈を認めた場合の方針は想像できますか？　心房細動の指摘のない患者さんであれば、この場合に認められる頻脈は洞性頻脈だと思いますが、その際にはどのような対応が望ましいのでしょうか。

心房細動など発作的に起こる可能性のある頻脈であれば、心拍数をコントロールするための薬剤を使用することもありますが、今回の場合には、原因がおそらくは出血であるため、**内視鏡のタイミングを早めたり、輸血や輸液を行う**ことになります。こういったことを意識しておけば、血圧が低下する前に頻脈の段階で介入することができますよね。

❹問題点（Problem）：現在の問題点は？

例えばaやcの患者さんが、心房細動が指摘されていたらどうでしょうか。出血を認めている患者さんや侵襲的処置の前の患者さんでは、**抗凝固薬など抗血栓薬は中止**します。そうなると当然**リスクが上昇するのが心原性脳塞栓症**です。

そのため、日々脳梗塞を引き起こしていないかを観察するとともに、**止血が確認できたらすみやかに抗凝固薬の開始や再開を考える**必要があります。手術は成功しても脳梗塞を起こしてしまっては大変ですからね。

❺**予測（Prediction）：急変する可能性ってある？**
　心房細動などの既存の不整脈の存在を把握できていれば、それらによる頻脈や徐脈はある程度構えることができます。また、新規薬剤を入院中に開始することも多いですが、その際はいちいち面倒でも、**バイタルサインの変化がないかは確認**しましょう。

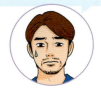

新規薬剤を使用する場合にはアナフィラキシーも常に意識しましょうね。頻脈がじつはアナフィラキシーのサインかもしれませんから。

頻脈・徐脈に出会ったら

　それでは、実際に頻脈・徐脈を呈している患者さんに遭遇した際の具体的な行動に関してまとめておきましょう。おっと、わかっていると思いますが、モニターの前で腕を組み悩んでいてはダメですよ。まずは患者さんのところにGOです。

❶不安定か否か：脈拍を触知しバイタルサインを瞬時に把握

　血圧低下の際にも述べましたが、まずは直感を大切に、なんだかマズそうか否かをパッと確認します（第7回参照）。脈こそ速い（遅い）ものの意識清明な場合と反応が乏しい場合とでは、あたりまえですが後者のほうが緊急性は高いですよね。
　バイタルサインを確認しますが、その際、**まずは脈を触れてください**。橈骨動脈がきちんと触れている状態であれば血行動態はおおむね保たれているため安心できますが、ときに心室細動など致死的な不整脈であることがあります。頻脈だろうが徐脈だろうが、脈がふれず心停止であれば、行うことは胸骨圧迫です。心停止の際の4つの波形、覚えていますね？！（第4回参照）。

❷症状があるか否か

　バイタルサインを確認しながら**症状の有無を確認**しましょう。頻脈や徐脈がどの程度患者さんに影響を及ぼしているのか、さらには介入の緊急性を判断するためには**自覚症状の把握が必須**です。心拍数が40回/分台であっても自覚症状が一切なく、血行動態も問題なければ介入は不要です。

❸心電図所見は？

　血行動態が不安定である場合や、意識障害や意識消失など重篤な症状を呈している場合には、その時点でドクターコールするべきですが、症状が乏しく血行動態がおおむね安定している場合には、心電図を行ったうえでドクターコールするとよいでしょう。
　心電図はまずは**心房細動か否か**、**QRS幅はnarrowかwideか**（図3）、**典型的な完全房室ブロックではないか**（図4）、このあたりは判読できるようになるとよいですね。
　そして大切なことは、**入院時などの心電図と比較**することです。変化がある心電図と変化がない心電図では、前者のほうがマズいですからね。

[図3] narrowとwideの違い

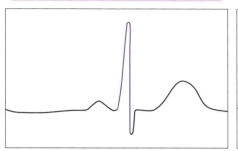

narrow QRS（通常のQRS波）
●左脚と右脚に同時に刺激が伝導する。

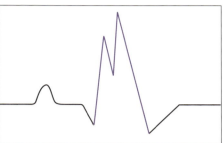

wide QRS（幅の広いQRS波）
●片方の刺激伝導が途絶したため、反対側の心室に徐々に刺激が伝導する。

[図4] 完全房室ブロック（Ⅲ度房室ブロック）の波形の例

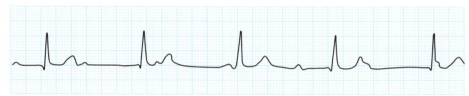

●P波とQRS波がバラバラになっている。心房から心室に刺激が伝導していない状態である。

　みなさん、いかがだったでしょうか。少しはナースコールでのアラーム音が嫌ではなくなったでしょうか。モニターがついている患者さんは、モニターが必要と判断された患者さんであり、血行動態の変化が起こりやすい、観察しておくべき患者さんです（不要なモニターは外しましょう。転倒のリスクですからね）。

　血圧低下よりも前に、そして発熱とともに脈拍の変化がでるのが一般的であり、患者さんの発するサインとして早期に認められるのが心拍数の異常です。ぜひ、患者さんの異変を早期にキャッチできるよう意識してみてください。

転倒については第9回を参考にしてくださいね。

＊

　今回もまた孫子の言葉から1つ紹介しておきます[10]。
「勝つ可からざるを為すも、敵をして勝つ可から使むること能わず」
　必勝の態勢は築けても、敵軍に必敗の体制をとらせることはできない、という意味です。頻脈・徐脈は患者の把握の"5P"が重要であり、そこまで構える必要があるのかと少し面倒くさいと感じたかもしれません。

　しかし、**心拍数（脈拍数）の変化というのは、患者さんが発する最初のわかりやすいサインであることが多く、そこで介入することができるか否かがキー**となると思います。点を取られなければ試合に負けることはありませんが、攻めどきを知らなければ勝つことはできませんからね。

今回の事例

> 今回の学びから
> よくなったね！

── 一路さんの病室 ──

一路さん、失礼します。お加減いかがですか？

なんだか胸がドキドキします（少ししんどそうにみえる）。

ちょっと脈、測りますよ。だいぶ速いですね（一路さんは心房細動、指摘されてなかったよなぁ……）。血圧なども測りますね。

GOOD!
症状とともにバイタルサインをパッと確認できていますね。

なんか問題ありそうですか？

脈拍が少し速いのと、不整脈が気になるので心電図を確認しましょう。担当の先生にもそれをふまえて相談しますね。

わかりました。

── 隣の部屋へ移動して ──

山口さん、失礼します。

あぁ高端さん。どうしました？（笑顔で元気）

脈がだいぶ遅いようなので確認させてください（元気そうで大丈夫そうだなぁ）。

え？　そうなの。なんともないけどなぁ。

念のためですよ。今までも脈が遅いって言われたことありますか？

あるある。俺、マラソンやってて昔からこんなもんよ。

そうですか。大丈夫そうですね（バイタルサインも問題なく症状もなし。心電図で一応、洞性徐脈であることと内服薬は確認しておこうかな）。

GOOD!
自覚症状がなく血行動態も変化なし。心房細動か否か、薬剤性の可能性も意識できていますね。

第10回 脈が速い・遅い

『エリザベート』は、宝塚歌劇団が1996年に初演し、東宝版は2000年から幕を開けました。ミュージカル界を代表するこの名作は、定期的に再演されるたびに熱狂的な支持を集め続けています。東宝版初演では、エリザベート役に宝塚初演でトート役を演じた一路真輝さん、トート役には山口祐一郎さんと内野聖陽さんのダブルキャストが名を連ねました。さらに、ルキーニ役には高嶋政宏さん、ルドルフ役には当時ミュージカル初挑戦だった井上芳雄さんが出演。彼の鮮烈なデビューは、観客に強い印象を与えました。

トート役は時代とともに進化を遂げ、武田真治さん、石丸幹二さん、城田優さん、マテ・カマラスさんらがその独自の解釈を披露。2015年には井上芳雄さんがトート役として新たな顔を見せ、2019年からは古川雄大さん、2020年には山崎育三郎さんが名を連ねました（ただし、2020年公演はコロナ禍の影響で中止）。私は初演から一度も欠かさず観劇してきました。再演のニュースを耳にするたび、胸が高鳴ります。この作品のもつ独特の世界観と演者たちの息遣いを再び感じられる日を、今か今かと待ちわびています。そして、伊礼彼方さんや小野田龍之介さんがトート役としてデビューする日が訪れるのでは、と密かに期待を膨らませています。

Column　入院時ルーティンの心電図

みなさんの病院では、入院時に特に症状がなくても、心電図や胸部レントゲンをルーティンで撮影しているでしょうか。撮影している病院は比較的多いと思いますが、その目的について考えたことはあるでしょうか。

救急医として診療にあたる際、胸痛や動悸などで来院した患者さんを対応する場面では、**過去に入院歴があり、当時の心電図が残っていれば、急性の変化かどうかを判断する重要な材料**となります。また、心房細動が認められた場合には、心原性脳塞栓症の予防を考慮するきっかけにもなり得ます。さらに、入院中に脈拍の異常がある場合も、基準となるデータがあることで診断や治療方針を決定する際の助けとなります。

入院時の心電図が必須であるとは限りませんが、高齢者や基礎疾患を有する患者さんが入院する際には、侵襲度の低い心電図を確認しておくことで得られるメリットは大きいでしょう。記録を残しておくことで、将来的な診療の質を高める一助となるかもしれません。

〈引用文献〉
1. Royal College of Physicians：National Early Warning Score (NEWS) 2.
https://www.rcp.ac.uk/improving-care/resources/national-early-warning-score-news-2/
2. Fox SM 3rd, Naughton JP, Haskell WL：Physical activity and the prevention of coronary heart disease. *Ann Clin Res* 1971；3(6)：404-432.
PMID：4945367
3. Tanaka H, Monahan KD, Seals DR：Age-predicted maximal heart rate revisited. *J Am Coll Cardiol* 2001；37(1)：153-156.
PMID：11153730　　DOI：10.1016/s0735-1097(00)01054-8
4. Shookster D, Lindsey B, Cortes N, et al.：Accuracy of Commonly Used Age-Predicted Maximal Heart Rate Equations. *Int J Exerc Sci* 2020；13(7)：1242-1250.
PMID：33042384　　DOI：10.70252/XFSJ6815
5. Saric M：ECHONOMY Tools for Echocardiographic Calculations.
http://saric.us/echonomy/Maximum%20Heart%20Rate.htm
6. Appleホームページ：Apple Watch：心臓の健康に関する通知.
https://support.apple.com/ja-jp/120276
7. 日本循環器学会/日本不整脈心電学会合同ガイドライン：2020年改訂版 不整脈薬物治療ガイドライン.
http://www.j-circ.or.jp/cms/wp-content/uploads/2020/01/JCS2020_Ono.pdf
8. Gage BF, Waterman AD, Shannon W, et al.：Validation of clinical classification schemes for predicting stroke：results from the National Registry of Atrial Fibrillation. *JAMA* 2001；285(22)：2864-2870.
PMID：11401607　　DOI：10.1001/jama.285.22.2864
9. Tisdale JE, Chung MK, Campbell KB, et al.：Drug-Induced Arrhythmias：A Scientific Statement From the American Heart Association. *Circulation* 2020；142(15)：e214-e233.
PMID：32929996　　DOI：10.1161/CIR.0000000000000905
10. 島崎晋：眠れなくなるほど面白い 図解孫子の兵法. 日本文芸社, 東京, 2019.
（上記はすべて2025.1.20アクセス）

第11回

意識障害：頭部CTの前に確認すべきことは？
脳卒中を疑ったらどうする？

患者さんに意識障害がみられたら、どのように対応すべきでしょうか。
さらに、脳卒中を疑う場合には時間が重要ですので、
重要なポイントを確認しておきましょう。

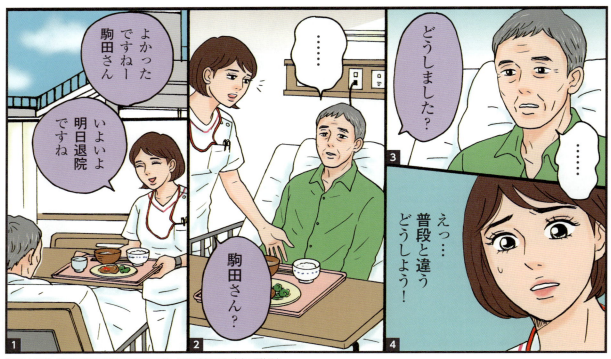

駒田さん（77歳、男性）は細菌性肺炎で1週間前に入院。経過は良好で明日自宅へ退院予定。

第 11 回　意識障害

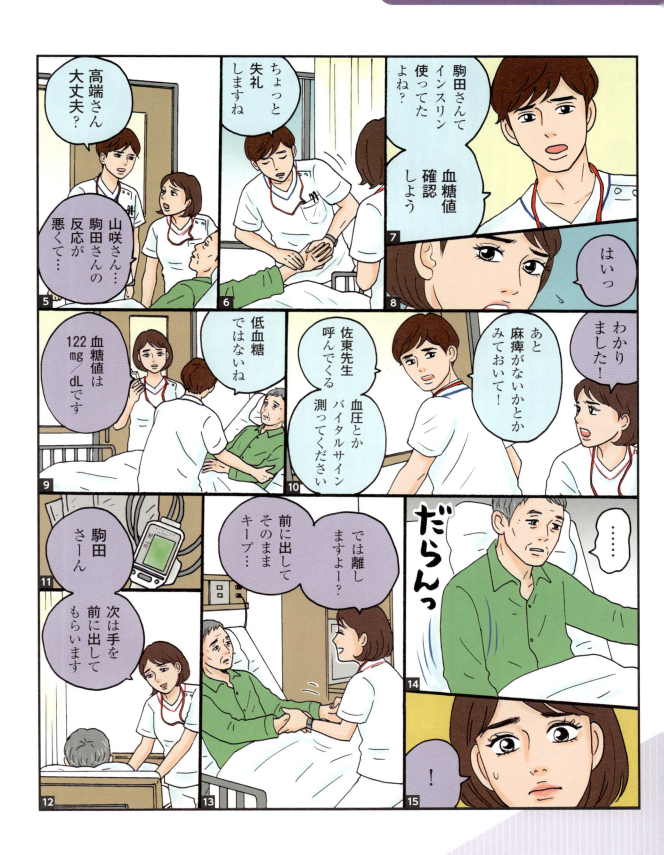

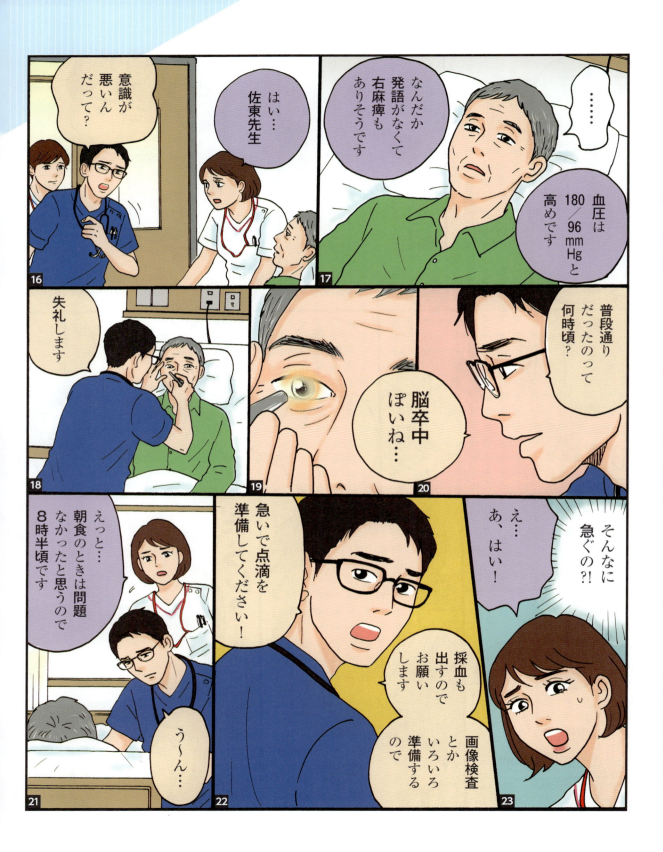

第 11 回　意識障害

意識障害とは

意識障害とは、具体的にどのような状態でしょうか。大辞林では、「意識の明るさ（覚醒度）が低下したり、思考・判断・記憶などの能力が損なわれた状態。昏睡・傾眠・譫妄・錯乱・朦朧状態などさまざまな段階に区分される」と記載されています。

意識障害は「なんとなくおかしい」という軽度のものから、まったく反応がない重度の意識障害まで程度はさまざまです。重度の意識障害は誰がみても明らか（注意点は後述）であり、その時点でドクターコールすればよいですが、わずかな意識障害も見逃してはいけません。バイタルサインのみるべき4つのポイントの②「軽度の意識障害を見逃すな」、覚えていますね（第2回参照）。

早期警告スコア（EWSS）の代表であるNEWSには7項目含まれていました（p.16 表2）[1]。意識障害を認める場合には、点数が一気に3点と最も高い点数づけがなされ、その時点で中等度リスク以上となり、**意識障害の有無が介入の必要性や緊急性に大きくかかわる**ことが感じとれると思います。

呼吸数、体温、脈拍、血圧の4つが古典的バイタルサインと呼ばれますが、意識状態も超超重要です。今回で述べる瞳孔所見とともに、ベッドサイドで確認可能、かつポイントを理解すれば誰でも短時間で評価可能なバイタルサインの重要性を、今一度整理しておきましょう。

心停止か否か

「え？　心停止？」と思うかもしれませんが、**反応が悪い患者さんを見たら、まずは心停止か否かをパッと判断**するようにしましょう。明らかな体動が認められる、会話が可能である、などの場合にはもちろん問題ありませんが、呼びかけても反応が認められない場合には、心停止か否かの判断はきわめて重要です。

心停止の対応は、第4回をご確認ください。①院内心停止のリスクの見積り、②心停止の早期認識、③心停止への適切な介入、覚えていますね？！

意識障害の客観的評価

意識障害はどのように評価するでしょうか。第2回で紹介していますが、あらためて **Japan Coma Scale（JCS）**（p.150表1）、**Glasgow Coma Scale（GCS）**（p.150表2）を確認しておきましょう。

「なんとなくおかしい」では、なんとなくは伝わるものの、正確な状態の伝達はできません。客観的に評価できるようになりましょう。

私の好きなミュージカル俳優top10（男性編）はこちら。
10位：海宝直人
9位：古川雄大
8位：吉原光夫
7位：岡幸二郎
6位：山口祐一郎
5位：市村正親
4位：中川晃教
3位：伊礼彼方
2位：城田優
1位：鹿賀丈史

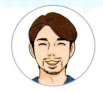

● バイタルサインのみるべき4つのポイント
①呼吸数を意識せよ
②軽度の意識障害を見逃すな
③普段との比較を意識せよ
④総合的な判断を

心停止の対応については、第4回「院内心停止の対応：早期に認識し適切な介入を！」を参考にしてください。

［表1］ Japan Coma Scale（JCS）

大分類	小分類	JCS
1桁 自発的に開眼・瞬き動作・ または話をしている	意識清明のようだが、いまひとつはっきりしない	1
	今は何月だか、どこにいるのか、または周囲の者 （看護師・家族）がわからない	2
	名前または生年月日が言えない（不変的なもの）	3
2桁 刺激を加えると開眼、離握手、 または言葉で応ずる	呼びかけると開眼、離握手、または言葉で応ずる	10
	身体を揺さぶりながら呼びかけると開眼、離握手、 または言葉で応ずる	20
	痛み刺激を加えながら呼びかけると開眼、離握手、 または言葉で応ずる	30
3桁 痛み刺激を加えても開眼、離 握手、そして言葉で応じない	刺激部位に手を持ってくる	100
	手足を動かしたり、顔をしかめる	200
	まったく反応しない	300

R：Restlessness（不穏）、I：Incontinence（失禁）、A：Apallic state（失外套状態）またはAkinetic mutism（無動性無言症）
例）不穏で3/JCSの場合、JCS 3-Rと表記。意識清明な場合は0/JCS

［表2］ Glasgow Coma Scale（GCS）

大分類	小分類	GCS
E：開眼 （eye opening）	自発的に	E4
	言葉により	E3
	痛み刺激により	E2
	開眼しない	E1
V：言葉による応答 （verbal response）	見当識あり	V5
	錯乱状態	V4
	不適当な言語	V3
	理解できない声	V2
	発声がみられない	V1
M：運動による最良の応答 （best motor response）	命令に従う	M6
	痛み刺激の部位に手足を持ってくる	M5
	四肢を屈曲する（逃避するような屈曲）	M4
	四肢を屈曲する（四肢が異常屈曲位へ）	M3
	四肢伸展	M2
	まったく動かさない	M1

各分類の合計点で評価。正常は15点満点、深昏睡は3点

　ここでJCS、GCSの注意点をまとめておきます。

❶1/JCSの重要性

　見当識障害はなく、受け答えはできるものの、"なんとなくおかしい"、そんな状態が1/JCSです。「意識清明のようだが、いまひとつはっきりしない」と定義されるこの1/JCSを、意識障害と認識することはきわめて大切です。

　普段と比較することが大切であり、普段の状態と異なる場合には意識障害とまずは認識し、対応するように心がけましょう。認知症のせいだろう、発熱のせいだろう、ちょっと機嫌が悪いのだろう……なんて考えてはダメですよ。

❷E3かE4か

　GCSのE（eye opening）において、「自発的に開眼」しているのがE4、「呼びかけにより開眼」するのがE3です。

第11回 意識障害

　それでは、担当患者さんのところに行き、目を閉じていた患者さんに対して呼びかけ開眼した場合にはE3でしょうか。これは、呼びかけた後の状態によりますよね。なんでもかんでも呼びかけて開眼したらE3としていては、寝ている方はみんなE3になってしまいます。

　明確な決まりはありませんが、**呼びかけて開眼し、その後15〜20秒以上維持できる場合にはE4と判断**しましょう。それに対し、**会話中にスーッと目を閉じてしまう場合にはE3と判断**するのが妥当でしょう。細かなことと思うかもしれませんが、異変を早期にキャッチするためには、こういった変化に敏感になることが非常に大切なのです。

❸M5かM6か

　GCSのM（best motor response）において、「命令に従う」のがM6、「痛み刺激の部位に手足を持ってくる」がM5です。それでは、「手を握ってください」に対して握手が可能であった、「目を開けてください」に対して開眼可能であった場合にはM6と判断してよいでしょうか。指示に従っているわけですからM6と判断しがちですが、この点も注意が必要です。

　みなさん、生まれたての赤ちゃんの手を握ったことはあるでしょうか。小さな手に自分の人差し指をのせるとキュッと可愛らしく握ってくれます。ほっこりする場面ではありますが、これは原始反射の1つ、**把握反射**ですよね。そう、意志をもって握り返してくれているわけではありません。

　同様に、呼びかけると開眼することはありますが、それが問いかけに対して意図したものかは判断が難しいことがあります。「手を握ってください。離してください」「目を開けてください。閉じてください」、と**離握手、開閉眼、どちらも確認する**ようにしましょう。

●除皮質硬直と除脳硬直の覚え方

　除皮質硬直と除脳硬直、混乱しませんか？　どっちがどんな姿勢だったか、どっちがM2でどっちがM3であったか……私はなかなか覚えられませんでした。そんな方に朗報です。視覚的に覚えましょう（**p.152図1**）[2]。これでM2、M3の姿勢は覚えられますね。

　そして、除脳か除皮質かは、漢字の文字数で覚えましょう。**除脳は2文字だからM2、除皮質は3文字だからM3**です。ね、これで覚えられたでしょ？！

意識障害の原因の覚え方

　意識障害を認識したらやはり気になるのが原因ですよね。程度にかかわらず、意識障害は即座に対応すべき病態であるため、ドクターコールを躊躇する必要はありませんが、最低限確認しておくべきことがいくつかあります。そのためには、原因となりうる病態や疾患を把握しておくことが必要です。みなさん、どのくらい意識障害の原因を挙げることができるでしょうか。

日々のカルテや記録では、JCSやGCSなど客観的な評価も大切ですが、普段の患者さんのイメージがわくような記載も重要です。例えば、「認知症があり取り繕うこともあるが、おおむね会話は成立する」「運動性失語のため会話は難しいが、こちらの指示はきちんと伝わる」「耳が遠く呼びかけても反応が乏しいことはあるが、目線を合わせ会話をすれば、口を読みコミュニケーションをとることは可能である」など、普段の状態を具体的に記載しておくと、急変時などはじめて対応する際には、"普段と異なるか否か"が判断でき役立ちます。

[図1]アジミ体操

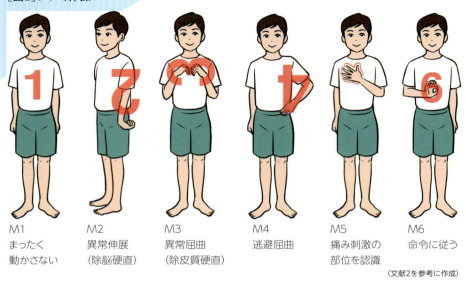

M1 まったく動かさない
M2 異常伸展（除脳硬直）
M3 異常屈曲（除皮質硬直）
M4 逃避屈曲
M5 痛み刺激の部位を認識
M6 命令に従う

（文献2を参考に作成）

[表3]意識障害の鑑別疾患（AIUEOTIPS）※Carpenterの分類（一部改変）

A	Alcohol Aortic Dissection	アルコール 大動脈解離
I	Insulin(hypo/hyper-glycemia)	低/高血糖
U	Uremia	尿毒症
E	Encephalopathy(hypertensive, hepatic) Endocrinopathy(adrenal, thyroid) Electrolytes(hypo/hyper-Na, K, Ca, Mg)	高血圧症/肝性脳症 内分泌疾患 電解質異常
O	Opiate or other overdose Decreased O_2(hypoxia, CO intoxication)	薬物中毒 低酸素
T	Trauma Temperature(hypo/hyper)	外傷 低/高体温
I	Infection(CNS, sepsis, pulmonary)	感染症
P	Psychogenic Porphiria	精神疾患 ポルフィリア
S	Seizure, Stroke, SAH Shock Supplement	てんかん、脳卒中 ショック ビタミン欠乏

　意識障害の原因の覚え方として**AIUEOTIPS**が有名です（**表3**）。オリジナルのものに加えて私はAに**大動脈解離**（Aortic dissection）、Sに**ビタミン欠乏**（Supplement）を加えて利用しています[3]（これらは院内の意識障害の原因となることはまれですが、救急外来など初療では重要な鑑別疾患です）。Aから順番にすべて鑑別していては時間がいくらあっても足りないので、この中から優先順位をつけて鑑別を進めていくわけですが実際の行動としてはどのようにするべきでしょうか。

　救急外来と院内の意識障害のアプローチ方法を特段分ける必要はありませんが、発熱の鑑別と同様、入院患者さんではある程度の情報がそろっているため、救急外来と比較すると答えを導きやすいはずです。

救急外来で出会う発熱の原因は多岐にわたるものの、入院患者さんの発熱は両手で数えるほどしかありませんでした。覚えていますね？　忘れてしまった方は復習を（第8回参照）。

バイタルサインは単一の評価ではなく総合的に判断することが大切でした。意識障害に加え頻呼吸や血圧の低下を認める、そんな場合にはたとえ発熱を認めなくても敗血症を考えます。qSOFAの3項目を思い浮かべれば合点がいきますよね（第8回参照）。

第11回 意識障害

院内で生じる意識障害の原因は?

　表3のなかで、院内でも起こりうる原因は何でしょうか。極論を言えばどれでも起こりえますが、アルコールや低体温・高体温、一酸化炭素中毒などの中毒、ポルフィリアは、普通は起こりませんよね。また、それら以外の原因の多くは、きちんと管理していれば意識障害を引き起こす前に介入できるはずです。

　それでは、入院中の患者さんでも起こりうる意識障害、必ず鑑別すべき意識障害の原因は何でしょうか。緊急入院など入院間もない患者さんの意識障害では、肺炎や脳卒中、てんかん(痙攣)など入院の契機となった疾患の病状の悪化が考えやすいですが、**状態が安定していた患者さんや改善傾向にあった患者さんが意識障害を認めた場合には、新たに意識障害の要因となる出来事が起こったと考えるのが原則**です。

　明らかなショックなど、意識以外のバイタルサインの異常を認める場合には、今までの内容をもとに対応すればよいですが、一見すると意識以外のバイタルサインが安定している場合には、判断が遅れがちです。"なんとなくおかしい""普段と異なる"と思ったら、まずは次の2点をパッと確認するとよいでしょう。

❶ 低血糖か否か

　「意識障害の患者さんでは、まずは低血糖の除外」、これは一度は聞いたことがあるのではないでしょうか。**低血糖の原因の多くはインスリンや経口血糖降下薬**などであり、糖尿病治療中の方に起こります。それゆえ、インスリンを使用している方の意識障害では積極的に考えますが、胃切除後や低栄養でも起こりえます。また、敗血症や血糖降下薬以外の薬剤でも起こることがあります。

　血糖値を測るのは簡単ですよね。簡易血糖測定器でピッとやれば数秒でピッと結果がでます。低血糖は、構音障害や片麻痺などの脳卒中様症状を引き起こすこともあり、脳卒中を疑った場合にも、まずは血糖値の確認を行います[5]。冒頭の症例で山咲ナースも血糖値を測定するように指示を出していましたよね(第3回の冒頭の漫画をあらためて読んでみると、イメージがつかめると思いますよ)。

❷ 脳卒中か否か

　意識障害の患者さんを見たらまずは考えてしまうのが、**脳卒中**ですよね。どうしても"頭"が気になります。脳卒中は緊急性が高く、迅速に対応する必要がありますが、まずは脳卒中らしいか否かをバイタルサイン、身体所見のみるべき点を理解し、短時間で判断できるようになりましょう。

インスリンや経口血糖降下薬を入院中に使用する際、食事がとれる状態だからと入院前に自宅で使用されていた同量をいきなり使用するのは危険です。自宅で食事管理を徹底できている方は少なく、入院食となり、カロリーや嗜好を制限されると、だいたいそれだけで血糖は低下します。血糖の推移を見ながら慎重に調整しましょう。p.160のコラム「入院したら意識障害?」も参考にしてください。

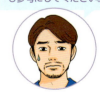

インスリンは誤投与の報告が少なくなく、死亡事例も報告されています[4]。インスリンを扱う場合には使用前にダブルチェックなど、入念な確認を怠らないようにしましょう。

収縮期血圧と瞳孔に注目

　意識障害の原因が頭蓋内疾患の場合には、バイタルサインはどのようになるのか覚えていますか。**血圧は高くなり**、瞳孔所見も確認することがポイントでした（第3回参照）。覚えてない？　では再度説明しておきましょう。

　意識障害の原因が頭蓋内疾患らしいか否かは、おおよそバイタルサインで判断ができます。脳梗塞や脳出血が起こると、虚血や出血の影響で頭蓋内圧が上昇します（脳が腫れるイメージ）。そうすると圧が高いがゆえに、心臓から駆出された血液をなんとか脳へ回そうと、体は血圧を上げて脳血流を維持しようとするのです。

　意識障害をきたした患者さんを前にして、バイタルサインを確認し、**収縮期血圧が高い（一般的に160mmHg以上）場合には頭蓋内疾患らしいと判断**します[6]。また、瞳孔所見も重要です。対光反射が消失している、1mm以上の不同が新規に認められる場合には、頭蓋内疾患らしい所見です。

Cincinnati Prehospital Stroke Scale（CPSS）に注目

　みなさん、救急隊がどのように現場で脳卒中か否かを見きわめているかご存じでしょうか。短時間で脳卒中のサインを見抜き、対応可能な病院を選定しているわけですが、現場滞在時間は極力短くする必要があり、時間はあまりかけられません。

　地域によって、また救急隊によって多少の違いはありますが、主に以下の3点＋αについて確認しています（**表4**）。3つのうち1つでも異常が認められた場合にはCPSS陽性（脳卒中の可能性あり）と判断し、脳卒中である可能性は70％程度です。短時間で評価できるように訓練しておきましょう。

　その他、心房細動の有無（脈が不整か否か）、共同偏視を認めるか否かも評価しておくとよいでしょう。

［表4］脳卒中か否かを見きわめる3つのポイント（CPSS）

①顔のゆがみ（歯を見せるように、あるいは笑ってもらう）	正常：顔面が左右対称 異常：片側が他側のように動かない
②上肢挙上（閉眼させ、10秒間上肢を挙上させる）	正常：両側とも同様に挙上 あるいはまったく挙がらない 異常：一側が挙がらない、あるいは他側に比較して挙がらない
③構音障害（患者に話をさせる）	正常：滞りなく正確に話せる 異常：不明瞭な言語、間違った言葉、あるいはまったく話せない

- 脈が不整か否か（心房細動の有無）
- 瞳孔所見（共同偏視の有無）

第11回 意識障害

発症時間を意識して対応："Time is Brain！"

●発症から4.5時間以内で適応となるrt-PA療法を意識しよう

急性期脳梗塞に対する静注血栓溶解療法（rt-PA療法）は発症から4.5時間以内であれば適応となりますが、時間内であればOKなのではなく、1分1秒でも早くrt-PA療法を行うことを意識して対応することが超重要です。それはなぜか？

脳細胞は脳虚血によって急速に壊死してしまいます。1分ごとに190万個のニューロン、140億個のシナプス、12kmの有髄線維が破壊されてしまうのです。これは1時間ごとに3.6年間の老化と同程度の神経細胞が失われることを意味します[7]。"Time is Brain"と言われるゆえんです。「急がなきゃ！」、そう思いますよね。

MRI画像から発症時間を推定しrt-PA療法を施行することもありますが、発症時間がわかるにこしたことはありません。「発見時間」ではなく「発症時間」ですからね。**何時まで普段どおりであったのかを確認**しましょう。配膳時、入浴介助時など、担当患者さんの1日の流れのどの段階まで問題なかったのか、即座に確認し担当医へ伝えましょう（実践的な対応方法は後述します）。

●薬の影響がないかも確認しよう

そのほかに、不眠や不穏に対する処方薬の影響で午前中、特に朝食前などに意識状態が悪い患者さんも経験したことがあるでしょう。担当患者さんの眠前や夜間に使用した薬や定期内服薬は把握しておきましょう。

しかし、薬剤性の判断を下す前に、必ず低血糖や脳卒中の可能性は考える必要があります。薬剤性の場合には薬の効果が切れるのを待てばよいですが、低血糖や脳卒中はそうはいきませんからね。ちなみに、**脳梗塞の5人に1人は就寝中に起こります**[8]（p.161コラム「Wake-up strokeとは」参照）。「なかなか起きない→おそらく昨晩の薬の影響だろう」、このように安易に判断してしまっては、脳梗塞の治療のタイミングを逃しかねないのです。

例えば次のような薬です。
●不眠に対する処方薬（ゾルピデム酒石酸塩〔マイスリー®〕）、ブロチゾラム〔レンドルミン®〕など）
●不穏に対する処方薬（ハロペリドール〔セレネース®〕、リスペリドン〔リスパダール®〕、クエチアピンフマル酸塩〔セロクエル®〕など）

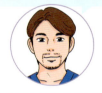

せん妄とは

せん妄とはなんでしょうか。よく先輩や担当医から「あれはせん妄よ」なんて発言、聞きませんか？！ せん妄を的確に判断することは非常に大切ですから、ここできちんと理解しておきましょう。

p.160コラム「入院したら意識障害？」も参考にしてください。

●せん妄の定義は？

「せん妄とは、身体疾患や中毒によって惹起される急性で変動する意識障害・認知機能障害」と定義されます。また、せん妄は不穏などの活動性が高く活発な精神運動興奮が前景となる"過活動型"と、傾眠など意識の混濁による活動性の低下が前景となる"低活動型"、両者が混在する"混合型"に分類されます[9,10]。

なんとなくわかったような、わからないような……ですよね。ポイントは、**急性発症の意識障害で変化がある**ということ、そして**過活動だけでなく低活動型も存在**

するということを理解しておくことです。

●せん妄はどうやって引き起こされる？

せん妄の発症には、脳卒中、感染症、電解質異常、薬剤などの**①直接因子**、加齢や認知症を含む認知機能障害などの**②準備因子**、そして、痛みなどの身体症状、環境因子、身体拘束などの**③促進因子**が関与します。

せん妄というと、認知症の高齢者が支離滅裂なことを言ったり、不穏な行動をとることと思っている方がいるかもしれませんが、決してそうではありません。引き起こされるのには理由があります（①直接因子）。起こりやすい方がいます（②準備因子）。そして、せん妄の原因をわれわれ医療者がつくり上げている可能性もあるのです（③促進因子）。院内の転倒もそうでしたね。

尿閉や便秘が原因のことも少なくないため意識しておくとよいでしょう。

●せん妄はどうやって診断する？

せん妄の診断基準は**表5**[10]のとおりです。しかし、これを見てもなんだかよくわからないと思う人も多いでしょう。まずはシンプルな**CAM（Confusion Assessment Method）**を用いるとよいでしょう（**表6**）[11]。4項目のうち、①急激な発症または症状の動揺性、②注意力の低下が必須項目であり、基準を満たせばせん妄らしいと判断できます。

過活動型せん妄の典型例は、日中なんともなかった患者さんが、夜に突然「お父さんが迎えに来たからもう帰るよ」など支離滅裂なことを訴え大声を出すものの、翌日にはそのことを覚えていない、そんな感じです。

低活動型では、発語が乏しくなり、周囲からみると突然活気がなくなったようなそんな感じにみえます。そのため、低活動型は年のせい、認知症などと判断され見過ごされやすいのですが、CAMの4項目を意識すれば疑うことができるはずです。

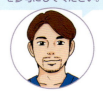

転倒については第9回を参考にしてください。

[表5] せん妄の診断基準（DSM-5-TR）

A	環境の認識の減少が伴った注意の障害（すなわち、注意を方向づけ、集中、維持、転換する能力の低下
B	その障害は短期間の間に出現し（通常数時間〜数日）、もととなる注意および意識水準からの変化を示し、さらに1日の経過中で重症度が変動する傾向がある
C	さらに認知の障害を伴う（例：記憶欠損、失見当識、言語、視空間認知、知覚）
D	基準AおよびCに示す障害は、他の既存の、確定した、または進行中の神経認知障害ではうまく説明されないし、昏睡のような覚醒水準の著しい低下という状況下で起こるものではない
E	病歴、身体診察、臨床検査所見から、その障害が他の医学的状態、物質中毒または離脱（すなわち、乱用薬物や医療品によるもの）、または毒物への曝露、または複数の病因による直接的な生理学的結果により引き起こされたという証拠がある

（日本精神神経学会日本語版用語監修，髙橋三郎，大野裕監訳，染矢俊幸，神庭重信，尾崎紀夫，他訳：DSM-5-TR™精神疾患の診断・統計マニュアル．医学書院，東京，2023：653．より許諾を得て転載）

[表6] せん妄の診断基準（CAM）

必須項目	①急激な発症または症状の動揺性 ②注意力の低下
③または④を満たす	③支離滅裂な思考 ④意識レベルの変化

感度96％、特異度93％、陽性尤度比14

（文献11より引用）

●せん妄らしい所見

入院患者さんが寝具を目的もなくほじったり、宙をつかむような動作をみたことはないでしょうか。これらの異常な手の動きはそれぞれCarphology、Floccillationといって、せん妄に特徴的な所見です（**表7**）[12]。認めないからといってせん妄を否定できませんが、認められる場合にはせん妄らしい所見です。知っておいて損はないと思いますよ。

Floccillationに関しては、こちらの動画が参考になりますよ[13]。

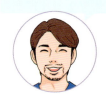

[表7] せん妄らしい所見

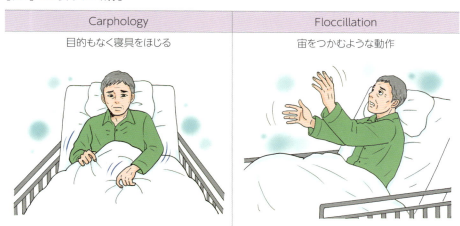

Carphology	Floccillation
目的もなく寝具をほじる	宙をつかむような動作

感度14%、特異度98%、陽性尤度比6.8、陰性尤度比0.88
過活動せん妄、低活動せん妄のどちらでも有用な所見。

（文献12を参考に作成）

せん妄を疑うことは、患者さんの発するサインをキャッチすることになり、非常に重要です。認知症だろうと考えるのではなく、**「何かに患者さんが困っているんだ」と急性の変化を軽視せずに対応**するようにしましょう。

せん妄は一度経験すると、それ以降なんでもかんでもせん妄と考え、不眠時や不穏時の指示を求めがちです。先輩ナースが「せん妄だよ」なんて安易に言ってしまうと、入院患者さんの普段と異なる意識状態が軽視されかねません。せん妄であろうとなかろうとまずは"意識障害"と認識し、原因検索を行いましょう。

院内発症の脳梗塞の実践的対応

意識障害を認識したら、低血糖、そして脳卒中か否かをパッと判断することが大切だと述べました。その意図は伝わったかと思いますが、ここであらためて脳卒中を疑った際の、みなさんのとるべき行動を整理しておきましょう。

急変の第一発見者の多くは今も昔もみなさん看護師です。院内発症の脳卒中も同様であり、みなさんが気づき適切な介入ができるかがその後に大きく影響します[14-16]。

看護師以外に看護助手、理学療法士などリハビリテーション職の方も第一発見者となることが多いでしょう。患者さんの近くにいるほうが気づきやすいですよね。

●脳卒中のなかで注意すべきもの

脳卒中は大きく分けて脳梗塞、脳出血、くも膜下出血の3つに分類されますが、**頻度が高いのは脳梗塞**です。

また、どれも早期発見・早期治療が重要ですが、特に脳梗塞は静脈血栓溶解療法

(rt-PA療法)や血管内治療など時間に制約のある治療が存在し、それを施行できるか否かで予後が大きく異なります。つまり、1分1秒でも早く気づき、対応できるかがきわめて大切なのです。

●院内発症の脳梗塞の頻度と実際

脳梗塞全体のうち院内で発症するのはどの程度でしょうか？ 報告によりバラツキはありますが約10%が院内で発症し、年々増加傾向にあります[16, 18, 19]。

予後は、市中発症の脳梗塞と比較すると良好でしょうか？ 院内で発症するため、早期認識が可能で、予後は良好なのでは？ と思うかもしれませんが、残念ながら市中発症と比較すると予後は不良です[18]。それには大きく2つの理由があります。

❶リスクが高い

入院患者さんの多くは高齢者であり、脳梗塞のリスク（高血圧、糖尿病、脂質異常症、心房細動など）を併せもっていることが多いですよね。さらに、入院の契機となった疾患（消化管出血や手術が必要な疾患など）によって抗血栓薬（抗凝固薬や抗血小板薬）を中止せざるを得ない、ベッド上安静などによって血栓塞栓リスクが上昇することなど、脳梗塞のリスク因子が複数存在します。

❷治療介入までに時間がかかる

「え？！ 入院しているのに時間がかかるの？」と思うかもしれませんが、予想以上に時間がかかっているのが現状です[15]。救急外来で脳梗塞など脳卒中を疑った場合には、初療医が指揮を執り、疑った時点で（場合によってはCTなど画像を撮影する前に）脳神経内科医や脳外科医など脳卒中を専門とする医師と協力して対応します。

しかし、院内の場合には、まず異変に気づいた看護師から担当医へ連絡、担当医が再度診察し画像検査を行って、結果が出てから……という流れで対応することが多いのではないでしょうか。担当医もすぐに病室に来られるとは限らず、来たと思ったら採血に加えて画像検査の指示、すぐに検査と思っても病棟からCTやMRI室へ移動というのは……言うは易く行うは難し、ですよね。あっという間に1時間以上の時間が経過してしまうことでしょう。担当医への連絡は大切ですが、みなさんも先を見すえた対応が必要です。

●脳卒中を疑った際の対応を決めておこう

院内迅速対応システム（RRS）を覚えているでしょうか。RRSのように、脳卒中を疑った際に迅速に対応できるようなチームがあると、救急外来と同様にスムーズに診断、治療することができるでしょう。

チームを作るのは簡単なことではないと思うので、まずはやるべきことを病院ごとに決めておくとよいと思います（下記例）。

> 例：担当医へつながらない場合には〇〇先生へ連絡する。
> 例：院内発症の急性期脳卒中疑いの場合には、低血糖除外後すみやかに画像検査を行うことが可能なシステムを構築する（放射線科の医師や技師など関係する部署との連携が必須）。
> 例：急性期脳卒中の対応が困難な施設では、rt-PA療法など積極的な治療が必要となった場合には〇〇病院への転院を打診する。

本邦の169,991例の解析によると、脳卒中のうち脳梗塞が74%、脳出血が19.5%、くも膜下出血が6.5%です[17]。脳梗塞か脳出血かをCTを撮らずして判断することは困難です。また、脳梗塞に対するrt-PA療法は発症から4.5時間以内が適応です。頻度や対応から、迷ったら脳梗塞から考えるというのが理にかなっています。

第11回 意識障害

意識障害に出会ったら

　それでは、実際に意識障害を呈している患者さんに遭遇した際の具体的な行動を、あらためてまとめておきましょう。1分1秒を争う脳梗塞など緊急性の高い疾患の可能性がある以上、迅速な対応を心がけることが必要となります。

❶不安定か否か：心停止を見逃すな！

　まずは、**なにはともあれバイタルサイン**です。モニターをただ見るのではなく、橈骨動脈を触れ、声をかけつつ呼吸様式を確認しましょう。今までの回も読み返しておいてくださいね。

　収縮期血圧が160mmHg以上など高ければ頭蓋内疾患、具体的には脳梗塞や脳出血の可能性が高まります。また、瞳孔所見も大切でしたね。普段のバイタルサインと比較できるとよりよいですね。

❷低血糖を除外しつつ脳梗塞か否かをパッと確認

　新規の意識障害を認識したらドクターコールで問題ないとは思いますが、担当医が到着する前にベッドサイドで確認可能な事柄を数点確認しましょう。もうおわかりですね。**血糖値**と**CPSS**の3項目です。

　血糖値はすぐに確認できますよね。じとっとした冷や汗を認めるのが典型的ですが、意識障害患者で冷や汗を伴う場合には、心筋梗塞も考える必要があります。低血糖でなければ心電図も確認するとよいでしょう。

　脳卒中か否かは、**①顔面麻痺、②上肢の麻痺、③構音障害の有無**を短時間で確認します。低血糖でもこれらの症状は認めることがあるため、血糖値の確認はお忘れなく。

❸脳卒中らしければ、"Time is Brain"を意識して対応を！

　みなさんが脳卒中を疑っても、担当医が手術や外来中などで対応できない、そんなときもあると思います。前述した院内発症脳卒中の対応チームの構築、またはプロトコールを決め行動すると時間短縮につながり、有効な治療法を逃す機会が少なくなることでしょう。

＊

　今回も孫子の言葉から1つ紹介しておきます[20]。
「死者を以て復た生く可からず」
　死んだ将兵が生き返ることはない、という意味です。一度死んだ脳細胞が生き返ることは残念ながらありません。しかし、対応が早ければ片麻痺など著明な症状を呈した脳梗塞でも症状の消失を期待できる治療法が存在するのも事実です。低血糖も発見が遅れれば不可逆的な変化を起こしてしまいますが、早期に対応できれば予後は良好です。

　多くの急変は急変ではなく、早期に異変に気づき介入すれば大事に至ることはありません。しかし、「本当の急変」——今回取り上げた脳卒中以外に心筋梗塞などの

バイタルサインについては次の回が参考になりますよ。
「第4回　院内心停止の対応：早期に認識し適切な介入を！」
「第7回　血圧低下：血圧が下がってからでは遅すぎる！」
「第10回　脈が速い・遅い：モニターではなく患者をみよう！」

冷や汗を見たら要注意です。①急性冠症候群（心筋梗塞）、②低血糖、③離脱症候群、④中毒（有機リンなど）、⑤ショック、⑥強い痛みなどを考える必要があります。痛みの訴えもなく血行動態もおおむね安定している、だけれども冷や汗を認める、そんなときは低血糖っぽいと思います。

心血管疾患は、一定数どうしても院内で発症します。慌てることなく対応できるように、普段から"もしも○○が起こったら"とイメージトレーニングをしておきましょう。

今回の事例

今回の学びからよくなったね！

駒田さんの病室

駒田さん、昼食ですよ。明日退院ですね。

（目は開いているがぼーっとしている）

駒田さん、どうしました？

（喋ろうとしているが言葉がでない）

え？　普段と違う。（落ち着いて）バイタルサインは、脈もきちんと触れるし、呼吸も大丈夫そうだな。血圧も測ってと……。

GOOD! まずはバイタルサインを確認し、心停止やショックではないことを確認していますね。

高端さん、大丈夫？

あ、山咲さんいいところに。駒田さんの意識が悪くて。E4V1M6/GCSの状態で、血圧は180mmHg程度で高めです。

GOOD! 意識状態を客観的な指標で評価し、キーとなる収縮期血圧を伝えてますね。

脳卒中かな。血糖値は測った？

これから測ります。30分前にリハビリから戻ったときにはなんともなかったので、急いで対応したほうがいいですよね。

GOOD! 発症時間を意識していますね。

そうだね。佐東先生に声かけてくるよ。

はい。麻痺の有無とか含めて確認しておきます。

Column　入院したら意識障害？

内服のアドヒアランスが不良であった患者さん（きちんと薬を飲んでいなかった）が、入院や施設入所に伴い、薬を管理されきちんと飲むようになると、内服薬の効果が強くでて意識の変容を起こすことがあります[1]。独居であったが子どもと同居した、訪問診療が開始になったなども同様です。**環境の変化によって、アドヒアランスも変化する可能性**は意識しておきましょう。持参薬を吟味せずにそのままDOはNGです。

〈引用文献〉
1．Mizumoto J：Drug Overflow：Polypharmacy-Related Adverse Drug Reaction Triggered by Hospitalization. *Am J Med* 2021；134（3）：e207-e208. PMID：33002489　　DOI：10.1016/j.amjmed.2020.08.034

第 11 回　意識障害

| **Column** | **Wake-up strokeとは** |

　みなさん、しっかりと眠れていますか？　人は1日のうち約1/3〜1/4を眠りに費やします。そのため、睡眠中に脳梗塞が発生することも珍しくありません。脳梗塞全体の14〜27％（およそ5人に1人）を占める wake-up strokeでは、**「朝目が覚めると手足に違和感を覚える」「起きてこないので様子を見に行くと意識障害がある」**といったケースが少なくありません[1,2]。

　かつては、起床時に麻痺を認めた場合、最終未発症時刻が就寝前と判断されるため、「発症から4.5時間以上経過している可能性が高い」として、rt-PA療法など時間制約のある治療は適応外とされることが一般的でした。しかし、令和の現在では、MRIを用いて発症時刻を推定し、積極的な治療介入が選択されるケースが増えています。

　MRIのDWI（拡散強調像）は脳梗塞発症から30分〜1時間程度で陽性となる一方、FLAIRは発症から4〜6時間程度で陽性となります。この両者の違い、いわゆる DWI/FLAIR mismatchを活用することで、発症時刻の推定が可能になるのです。

　「寝て起きたら症状が出ているから積極的治療は適応外」と考える時代は終わりつつあります。**wake-up strokeであっても、条件が整えば rt-PA療法や血栓回収療法が適応となる場合がある**ことを、ぜひ理解しておきましょう。

〈引用文献〉
1．Fink JN, Kumar S, Horkan C, et al.：The stroke patient who woke up: clinical and radiological features, including diffusion and perfusion MRI. *Stroke* 2002；33（4）：988-993. PMID：11935049　DOI：10.1161/01.str.0000014585.17714.67
2．Mackey J, Kleindorfer D, Sucharew H, et al.：Population-based study of wake-up strokes. *Neurology* 2011；76（19）：1662-1667. PMID：21555734　DOI：10.1212/WNL.0b013e318219fb30

〈引用文献〉
1．Royal College of Physicians：National Early Warning Score（NEWS）2.
https://www.rcp.ac.uk/improving-care/resources/national-early-warning-score-news-2/
2．安心院康彦，佐々木勝，坂本哲也：最良運動反応（Best motor response）の視覚的記憶法—病院前救護でのGlasgow Coma Scaleの普及を目指して—．プレホスピタル・ケア 2008；21（5）：1-3.
3．坂本壮：救急外来ただいま診断中！　第2版．中外医学社，東京，2024.
4．一般社団法人 日本医療安全調査機構（医療事故調査・支援センター）ホームページ：医療事故の再発防止に向けた提言 第15号 薬剤の誤投与に係る死亡事例の分析（2022年1月）.
https://www.medsafe.or.jp/modules/advocacy/index.php?content_id=87
5．Yoshino T, Meguro Y, Soeda Y, et al. ：A case of hypoglycemic hemiparesis and literature review. *Ups J Med Sci* 2012；117（3）：347-351. PMID：22247979　DOI：10.3109/03009734.2011.652748
6．Ikeda M, Matsunaga T, Irabu N, et al. ：Using vital signs to diagnose impaired consciousness：cross sectional observational study. *BMJ* 2002；325（7368）：800.　PMID：12376438　DOI：10.1136/bmj.325.7368.800
7．Saver JL：Time is brain——quantified. *Stroke* 2006；37（1）：263-266.　PMID：16339467　DOI：10.1161/01.STR.0000196957.55928.ab
8．Biggs D, Silverman ME, Chen F, et al. ：How should we treat patients who wake up with a stroke？A review of recent advances in management of acute ischemic stroke. *Am J Emerg Med* 2019；37（5）：954-959.　PMID：30824272　DOI：10.1016/j.ajem.2019.02.010
9．Wilson JE, Mart MF, Cunningham C, et al. ：Delirium. *Nat Rev Dis Primers* 2020；6（1）：90. PMID：33184265　DOI：10.1038/s41572-020-00223-4
10．日本精神神経学会日本語版用語監修，高橋三郎，大野裕監訳，染矢俊幸，神庭重信，尾崎紀夫，他訳：DSM-5 精神疾患の診断・統計マニュアル．医学書院，東京，2014.
11．Inouye SK, van Dyck CH, Alessi CA, et al. ：Clarifying confusion：the confusion assessment method. A new method for detection of delirium. *Ann Intern Med* 1990；113（12）：941-948.　PMID：2240918　DOI：10.7326/0003-4819-113-12-941
12．Holt R, Teale EA, Mulley GP, et al. ：A prospective observational study to investigate the association between abnormal hand movements and delirium in hospitalised older people. *Age Ageing* 2015；44（1）：42-45.　PMID：25103029　DOI：10.1093/ageing/afu110
13．Sato M, Sakamoto S, Harada T, et al. ：Floccillation: A Diagnostic Clue to Delirium. Annals of Internal Medicine：Clinical Cases 2023.
https://www.acpjournals.org/doi/10.7326/aimcc.2022.1075
14．Vera R, Lago A, Fuentes B, et al. ：In-hospital stroke：a multi-centre prospective registry. *Eur J Neurol* 2011；18（1）：170-176. PMID：20550562　DOI：10.1111/j.1468-1331.2010.03105.x
15．Alberts MJ, Brass LM, Perry A, et al. ：Evaluation times for patients with in-hospital strokes. *Stroke* 1993；24（12）：1817-1822.
16．鈴木祐，秋山久尚，星野俊，他：院内発症脳梗塞の診断・治療遅延因子．脳卒中 2021；43（3）：206-213.
17．国循脳卒中データバンク2021編集委員会編：脳卒中データバンク2021．中山書店，東京，2021.
18．Cumbler E, Wald H, Bhatt DL, et al. ：Quality of care and outcomes for in-hospital ischemic stroke：findings from the National Get With The Guidelines-Stroke. *Stroke* 2014；45（1）：231-238. PMID：24253540　DOI：10.1161/STROKEAHA.113.003617
19．Akbik F, Xu H, Xian Y, et al. ：Trends in Reperfusion Therapy for In-Hospital Ischemic Stroke in the Endovascular Therapy Era. *JAMA Neurol* 2020；77（12）：1486-1495. PMID：32955582　DOI：10.1001/jamaneurol.2020.3362
20．島崎晋：眠れなくなるほど面白い 図解孫子の兵法．日本文芸社，東京，2019.
（上記はすべて2025.1.20アクセス）

第12回 DNARを正しく理解しよう

DNARについて、正しく理解できていますか？
ここでは、DNARの基本的な考え方や、実践での対応について解説します。

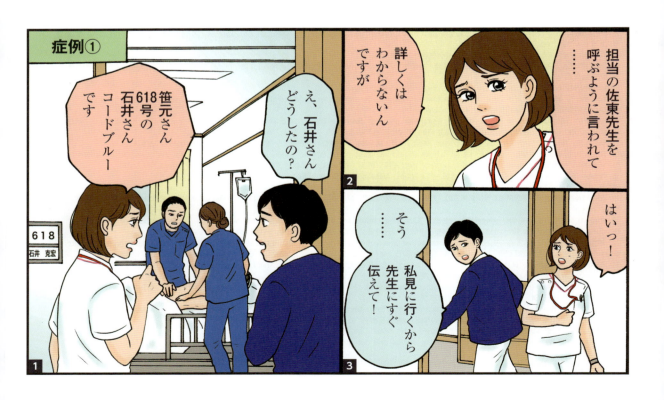

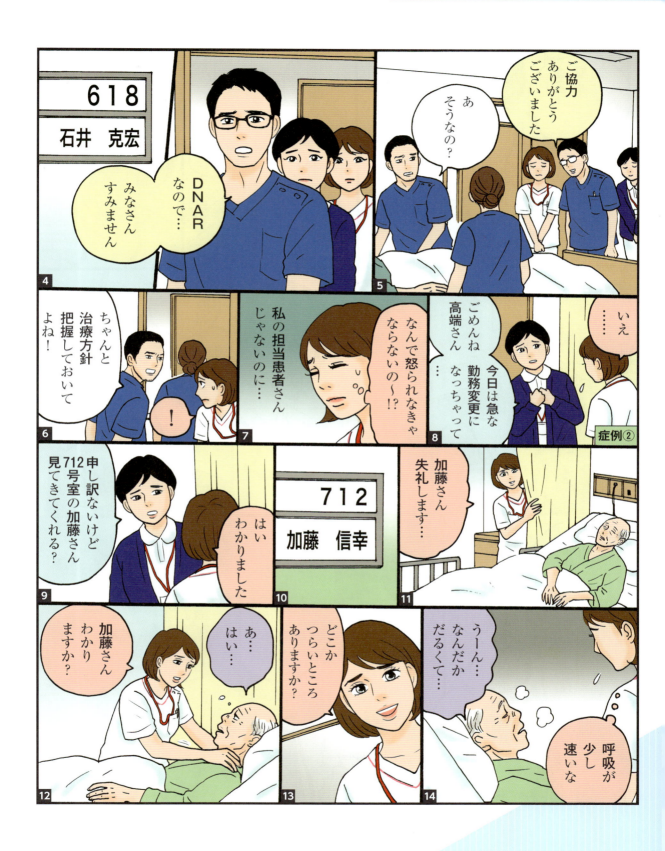

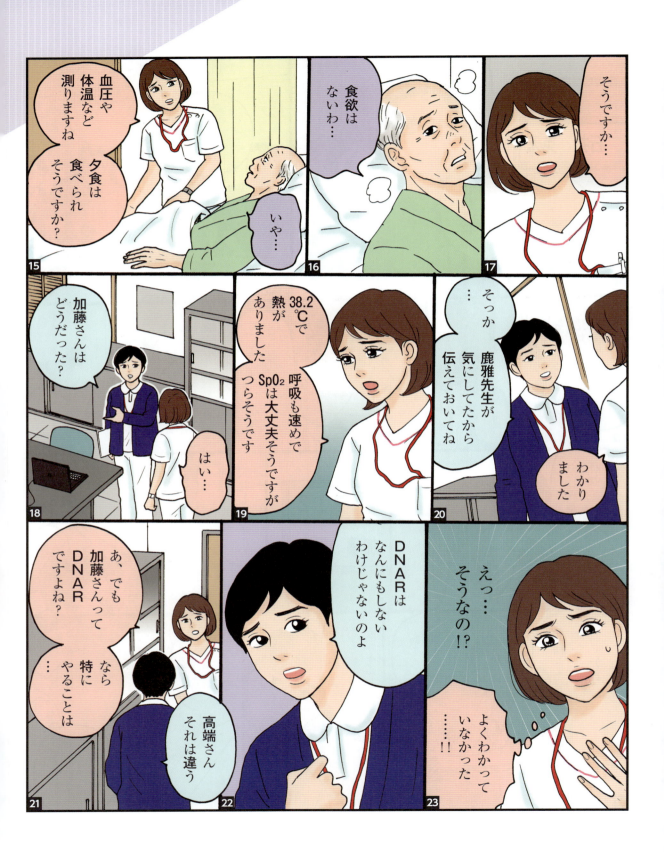

第12回 DNAR

冒頭の2症例、みなさんも同じような経験があるのではないでしょうか。特に、病床稼働率が高い急性期病院では決して頻度は少なくないはずです。

急変対応の5Pを今一度思い出しましょう。患者背景(Patient)、方針(Policy)をきちんと把握しなければ適切な対応はできません。患者さんの入れ替わりが激しく、情報を把握・共有できていなかった——それでは困ってしまいます（忙しすぎるのも問題ですけどね）。

また、方針を把握していても、言葉の正しい理解ができていなければ判断を誤りかねません。みなさんは、**DNAR(do not attempt resuscitation)** の意味を正しく理解できているでしょうか。

DNARとは

みなさん、DNARとは何か正確に理解しているでしょうか。日本救急医学会の医学用語解説集によると、DNARとは「**患者本人または患者の利益にかかわる代理者の意思決定をうけて心肺蘇生法をおこなわないこと。ただし、患者ないし代理者へのinformed consentと社会的な患者の医療拒否権の保障が前提となる**」と記載されています[1]。

これだけ読むと、「要は胸骨圧迫などの心肺蘇生を行わないことでしょ」ととらえがちですが、それではいつでもそうなのでしょうか。食事中に食べ物を詰まらせ窒息しかけていても、DNARだから何も試みないのでしょうか。そんなことはありませんよね。これは極端な例ですが、DNARだから何もしない、ではありません。

みなさんの担当患者さんのカルテに「急変時DNAR」なんて記載、まさかありませんよね？！ DNARの指示のあり方をあらためて考えてみましょう。

こんなDNARはNG

DNAR指示を拡大解釈してはいけません。次の7つは、日本集中治療医学会の勧告からの抜粋ですが、これらを日常診療の場面に落とし込み、注意すべき点を整理しておきましょう[2]。

●DNAR指示のあり方の勧告①

> DNAR指示は**心停止時のみに有効**である。心肺蘇生不開始以外は ICU 入室を含めて通常の医療・看護については別に議論すべきである。
>
> 注：心停止を「急変時」のような曖昧な語句にすり替えるべきではない。DNAR指示のもとに心肺蘇生以外の酸素投与、気管挿管、人工呼吸器、補助循環装置、血液浄化法、昇圧薬、抗不整脈薬、抗菌薬、輸液、栄養、鎮痛・鎮静、ICU入室など、通常の医療・看護行為の不開始、差し控え、中止を自動的に行ってはいけない。

(文献2より引用、強調は編集部による)

私の好きなミュージカル俳優（女性編）top10はこちら。
10位：昆夏美
9位：島田歌穂
8位：涼風真世
7位：高畑充希
6位：真彩希帆
5位：愛希れいか
4位：ソニン
3位：新妻聖子
2位：濱田めぐみ
1位：笹本玲奈

笹本玲奈さんは、2023年から2024年にかけて舞台『ハリー・ポッターと呪いの子』でハーマイオニー・グレンジャー役を務めました。2025年には日生劇場で再演されたミュージカル『ラブ・ネバー・ダイ』に出演、初演・再演ではメグ・ジリー役を演じていましたが、今回はクリスティーヌ役です（ヤッター！）。『マリー・アントワネット』、『ジキル&ハイド』に続き、同じミュージカル作品で異なる役を演じるというのは、作品とともに成長を続けている証でもあり、非常に特別なことですよね。

以前はDNRと呼ばれていましたが、DNRが蘇生する可能性が高いのに蘇生治療は施行しないとの印象をもたれやすいとの考えから、attemptを加え、蘇生に成功することがそう多くないなかで蘇生のための処置を試みない用語として使用されています[1]。

> "急変時DNAR"はNG！

> 心停止の対応に自信がない方は、第4回を読み返してくださいね。

「心停止時DNAR」であって「急変時DNAR」ではありません。みなさん、"急変時"と言われて、明確にどのような状況を指しているのかイメージできるでしょうか。おそらく、担当看護師がイメージする急変時、リーダー看護師がイメージする急変時、そして担当医がイメージする急変時、それぞれ多少のズレが生じます。さらに、患者さんや家族が思い描く急変時は、また別の状況かもしれません。

前回取り上げた院内発症の脳卒中や、転倒後の頭部外傷に伴う重度の意識障害は誰もが急変ととらえるかもしれませんが、血圧やSpO_2の低下、わずかな意識障害は、それのみでは急変ととらえない方もいるでしょう。

このように、「急変時DNAR」はある一定の状況を指し示すわけではなく、それがゆえに往々にして介入のタイミングにズレが生じます。**あくまでDNARが適応されるのは心停止時であることをまず理解し**、万が一カルテに「急変時DNAR」という記載がある場合には、**急変時とはいつなのかをみんなで共有し、記載の修正をオススメします**。

●DNAR指示のあり方の勧告②

DNAR指示と終末期医療は同義ではない。 DNAR指示にかかわる合意形成と終末期医療実践の合意形成はそれぞれ別個に行うべきである。

注：終末期医療における治療の不開始、差し控え、中止に、心停止時に心肺蘇生を行わない（DNAR）選択が含まれることもある。しかし、DNAR指示が出ている患者に心肺蘇生以外の治療の不開始、差し控え、中止を行う場合は、改めて終末期医療実践のための合意形成が必要である。各施設倫理委員会がDNAR指示と終末期医療に関する指針（マニュアル）を明確に分離して作成することを強く推奨する。

（文献2より引用、強調は編集部による）

> "DNARだから何もしない"はNG！

DNARと聞くと、どうしても本来行うべきことも行わない方針なのではないかと考えがちです。しかし、前述したとおりDNARは心停止時のことであって、なんでもかんでも介入を差し控えるわけではありません。

冒頭の症例②ですが、高端さんは「あ、でも加藤さんってDNARですよね？　なら特にやることは……」と発言しています。これはつまり、DNARだからたとえ発熱や呼吸が速くても特に介入する必要はないのではないか、まったく何もしないというわけではないにしてもすぐに対応する必要はないのではないか、そのように考えてしまっているわけです。

患者さんの立場に立てばわかると思いますが、誰だって熱があればつらいし、食欲も落ちます。また、**"呼吸が速い"というのは、これから起こりうる変化の前兆**か

もしれませんよね。DNARという指示によって介入のタイミングが遅れ、患者さんの不利益が生じるようなことはあってはなりません。

●DNAR指示のあり方の勧告③

> DNAR指示にかかわる合意形成は終末期医療ガイドラインに準じて行うべきである。
> 注：厚生労働省「人生の最終段階における医療の決定プロセスに関するガイドライン」、あるいは日本集中治療医学会・日本救急医学会・日本循環器学会「救急・集中治療における終末期医療に関するガイドライン～3学会からの提言～」の内容を忠実に踏襲すべきである。

(文献2より引用)

DNARに至る過程を把握していないのはNG！

「人生の最終段階における医療・ケアの決定プロセスに関するガイドライン」には、人生の最終段階における医療・ケアのあり方として、下記のように冒頭に記載されています[3]。

> 医師等の医療従事者から適切な情報の提供と説明がなされ、それに基づいて医療・ケアを受ける本人が多専門職種の医療・介護従事者から構成される医療・ケアチームと十分な話し合いを行い、本人による意思決定を基本としたうえで、人生の最終段階における医療・ケアを進めることが最も重要な原則である。

また、「救急・集中治療における終末期医療に関するガイドライン～3学会からの提言～」において、救急・集中治療における終末期は、下記のように定義されています[4]。

> 集中治療室等で治療されている急性重症患者に対し適切な治療を尽くしても救命の見込みがないと判断される時期

カルテにDNARの文字を見て、それのみで「あぁDNARなんだ」と受け入れてしまうのではなく、**"なぜこの患者さんはDNARなんだろうか"と考えるようにしましょう。**

前述した救急・集中治療における終末期の患者さんの場合は、集中治療、いわば行うことができる治療すべてを行ったうえで病状の改善が見込まれず手立てがない、それゆえに終末期と判断し、心停止時DNARの方針となります。この場合には、DNARである理由を理解するのはそれほど難しくないでしょう。

しかし、一般病床に誤嚥性肺炎や心不全で入院している高齢の患者さんがDNARの方針であった場合には、そこへ至るにはさまざまな議論や葛藤があったはずです。年齢も当然1つの理由にはなるかもしれませんが、それのみではDNARとはもちろんなりません。悪性腫瘍や心血管疾患など抱えている病気も影響しますが、これもまた絶対的な指標とはなり得ません。**DNARの方針となった過程を必ず確認するようにしましょう。**

バイタルサインのみるべき4つのポイントは常に意識してくださいね。呼吸数、きちんと意識していますよね？！ カルテにもSpO$_2$だけでなく呼吸数の記載もしてくださいね。
①呼吸数を意識せよ
②軽度の意識障害を見逃すな
③普段との比較を意識せよ
④総合的な判断を

●DNAR指示のあり方の勧告④

> **DNAR指示の妥当性を患者と医療・ケアチームが繰り返して話し合い評価すべきである。**
> 注：DNAR指示は、患者が終末期に至る前の早い段階に出される可能性がある。このため、その妥当性を繰り返して評価し、その指示に関与する全ての者の合意形成をその都度行うべきである。

(文献2より引用、強調は編集部による)

 アップデートされていないDNAR指示はNG！

「苦しい思いをしてまで生きていたくはない。喉に管を入れられるようなことはごめんだ、腹を開けられるのは嫌だ」、そういったことはよく患者さんから訴えられます。もちろんこれまで述べてきたとおり、手術をしないからといってDNARというわけではありませんが、このような訴えをする患者さんの多くは、心停止時の話し合いをした際に、DNARの方針となることが多いのも事実です。

しかし、ここで注意点があります。それは、**1度ではなく、繰り返し話し合い決定すること**です。

いざ状態が悪化すると、やはり生きたい、なんとしても生きたい、そういったこともあるはずです。また、本人の意思の確認ができない場合には、家族など本人に代わる方を中心として方針の決定がなされますが、それもまた時間の経過によって変化するものです。

カルテに記載されているDNARの指示は**いつごろ確認されたものなのか**、そして、それは**誰と誰が話し合って決定されたものなのか**、看護師のみなさんもぜひ確認してみてください。

DNARの指示が、だいぶ前に確認されたもの、以前の担当医と確認されたもの、ご本人と担当医で確認はできているものの家族へは伝わっていないもの、そういったことがめずらしくありません。

●DNAR指示のあり方の勧告⑤

> **Partial DNAR指示は行うべきではない。**
> 注：Partial DNAR指示は心肺蘇生内容をリストとして提示し、胸骨圧迫は行うが気管挿管は施行しない、のように、心肺蘇生の一部のみを実施する指示である。心肺蘇生の目的は救命であり、不完全な心肺蘇生で救命は望むべくもなく、一部のみ実施する心肺蘇生はDNAR指示の考え方とは乖離している。

(文献2より引用)

 中途半端なDNAR指示はNG！

治療の線引きというのは悩ましいことも少なくありません。例えば、肺炎の患者さんに対して末梢点滴で対応可能な処置は行うけれども、中心静脈カテーテル(CVC)を確保することはしない、マスクでの酸素投与は行うけれども人工呼吸器は装着し

救急外来で仕事をしていると、心停止(cardiopulmonary arrest：CPA)患者の対応をすることがよくあります。事前にカルテ記載を確認しDNARの方針が確認できたとしても、まずは気管挿管やアドレナリンの投与など、しかるべき対応ができるように準備を整え対応しています。なぜなら、ご本人の意思はもちろん尊重し対応しますが、搬送時には原因が判明していないことも多く、たとえ本人の意思からDNARの方針となっていたとしても、その過程がいまいちわからず、また家族の思いは異なることが少なくないからです。そのつど吟味し対応する必要がありますよね。

【CVC】central venous catheter

第12回 DNAR

ない、そういったことはしばしば行われていることでしょう。

それでは、この患者さんに対してノルアドレリンなどのカテコラミンは使用するでしょうか？　また、酸素がマスクでは不十分であったときに、ほかに手立てはないのでしょうか？

カテコラミンは集中治療室などにおける重症患者では、中心静脈カテーテルを留置し投与することが多いですが、末梢点滴から投与できないわけではありません。また、酸素投与に関しては、高流量の酸素を経鼻から投与可能な高流量鼻カニューレ(HFNC)や非侵襲的陽圧換気(NPPV)が存在します。

しかし、これらの処置はどこでもできるわけではありませんよね。ってことで、実際にはこのあたりはいろいろと議論を重ね決定していきます。同じ疾患・重症度でも、患者背景や治療の場によって異なるのが現状です。

それでは心肺蘇生においてはどうでしょうか。心停止患者ではできることがそれほど多くはありません。原因に対する治療も重要ですが、心拍を再開させるためにまずは胸骨圧迫、アドレナリン投与、気管挿管が必要になります。用手的な気道確保できちんと胸郭が挙がり、十分な酸素投与が可能であれば急いで気管挿管を行う必要はないかもしれませんが、心拍再開後、自発呼吸が不十分であれば気管挿管は必須の処置となります。

そのため、胸骨圧迫は行うけれど気管挿管は行わない、アドレナリン投与は行うけれど気管挿管は行わないなど、**中途半端な心肺蘇生は不十分な介入であり不適切**なのです。

【HFNC】high-flow nasal cannula

【NPPV】non-invasive positive pressure ventilation

● DNAR指示のあり方の勧告⑥

> DNAR指示は「日本版POLST—Physician Orders for Life Sustaining Treatment—(DNAR指示を含む)」の「生命を脅かす疾患に直面している患者の医療処置(蘇生処置を含む)に関する医師による指示書」に準拠して行うべきではない。
> 注：日本版POLST(DNAR指示を含む)は、日本臨床倫理学会が作成し公表している。POLSTは、米国で使用されている生命維持治療に関する医師による携帯用医療指示書である。急性期医療領域で合意形成がなく、十分な検証を行わずに導入することに危惧があり、DNAR指示を日本版POLSTに準じて行うことを推奨しない。

（文献2より引用）

 DNAR指示を鵜呑みにするのはNG！

「POLST、日本臨床倫理学会」で検索すると、「日本版POLST(DNAR指示を含む)作成指針」を確認することができます[5]。ぜひ一読してみてください。これを推奨していない理由は、この内容がマズいというわけではなく、今まで述べてきたように、ある一時点での判断を鵜呑みにするのはダメですよ、ということです。

POLSTは、あくまでも特定の処置(例えば、心停止時の胸骨圧迫、心停止の状態ではない場合の気管挿管、その他の医療処置として経管栄養、抗菌薬や血液製剤の使用など)をするかしないかについての指示であり、そこへ至った過程や患者さんの価値観は、記載のみからでは判断が難しいのが現状です。

以下を読み込むとPOLSTの書式が閲覧できます。これを読むだけで心停止時や急変時の対応がすぐに判断できるでしょうか？

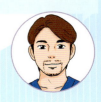

169

主治医が患者・家族に寄り添い看取る場合には、患者さんの意思を踏まえ、過程を踏んで作成したPOLSTは有用と思いますが、**救急の現場や急性期病院では、POLSTの記載をそのまま鵜呑みにして対応するのは注意が必要**でしょう。

● DNAR指示のあり方の勧告⑦

> **DNAR指示の実践を行う施設は、臨床倫理を扱う独立した病院倫理委員会を設置するよう推奨する。**
> 注：日本集中治療医学会倫理委員会が評議員および医師会員を対象に施行した「臨床倫理に関する現状・意識調査」では、臨床倫理を扱う独立した倫理委員会が設置されている施設は67.1%である。DNAR指示は臨床倫理の重要課題であり、終末期医療の実践とともにDNAR指示を日常臨床で行う施設は、独立した臨床倫理委員会を設置するよう推奨する。

（文献2より引用）

納得できないDNAR指示はNG！

　これまで述べてきたとおり、DNARと文字で表記すればたった4文字ですが、それを記載するためには理解すべきこと、考察すべきことが複数存在します。また、そこへ至る過程を理解していなければ、なぜこの患者さんの方針がDNARなのか理解できないでしょう。さらに、過程を理解したうえでもケアに対して納得がいかないこともあるかもしれません。「なぜDNARなんだろう」、だけでなく、「この治療をいつまで続けるのだろうか」「この方針は患者さんのためなのだろうか」、そんな倫理的ジレンマを感じることもあるでしょう。

　患者さんを担当医が1人で診ているわけではありません。医師のみがチームでみているわけでもありません。看護師、そして医療や介護福祉にかかわるさまざまな職種の方がチームとなってみているはずです。
　特に、看護師であるみなさんは、誰よりも患者さんのベッドサイドにいる時間が長く、患者・家族の状況をよく知っていることでしょう。そのため、終末期の議論には必ず参加するべきですが、現状ではどうでしょうか。みなさんの意見は方針に反映されているでしょうか。

　もし、みなさんが倫理的ジレンマを感じたら、**胸に秘めておくのではなく、主治医に相談してみてください**（主治医に相談しづらければ、リーダー看護師など相談しやすい方でまずはOKです）。おそらく、みなさんが感じていることは他の誰かも感じています。
　倫理委員会の設置がDNAR指示の実践を行う施設では推奨されているわけですが、少し敷居が高いかもしれません。まずは多職種カンファレンスなど方針を話し合う場を設け、モヤモヤを解消するとよいでしょう。
　ここまでの解説を**表1**にまとめましたので、常に確認してみてください。

第12回 DNAR

[表1] こんなDNARはNG!

①"急変時DNAR"はNG!
②"DNARだから何もしない"はNG!
③DNARに至る過程を把握していないのはNG!
④アップデートされていないDNAR指示はNG!
⑤中途半端なDNAR指示はNG!
⑥DNAR指示を鵜呑みにするのはNG!
⑦納得できないDNAR指示はNG!

心停止時DNARを話し合うべき状態とは

　誰もがつらい処置は受けたくないものです。亡くなるときもネンネンコロリでなく、ピンピンコロリでいきたい、私もそう思います。

　自分の意思が診療にかかわる医師や看護師へ伝わればよいのですが、現実はそうはいかない、なぜでしょうか。さまざまな要因があるでしょう。人はいつか100%死ぬものの、本人が元気なうちは何かきっかけがない限り、自分事として考えません。

　またわれわれ医療者は、アドバンス・ケア・プランニング(advance care planning：ACP)が重要であることはわかっていても、現実はまだまだ普及しておらず……。実際に救急外来で出会う患者さんや急性期病院に入院する患者さんの多くが、明確な意思表示がなされていません。

　以前に、院内心停止の予後を予測するスコアである「GO-FAR Score」(p.15表1)を紹介しました[6]。13の評価項目があり、少しつけるのは大変かもしれませんが、急変する前に予後を予測できる点がポイントでした。このスコアが高い患者さんがもしも心停止時DNARか否かが話し合われていなかったら、それはちょっとマズいでしょう。

　では、「GO-FAR Score」の点数はそれほど高くない場合、例えば高齢者の尿路感染症の場合にはどうするべきでしょうか。また、もう少し簡便でパッと予後予測ができるものがあればうれしいですよね。ってことで、今回は「Clinical Frailty Scale (CFS)」を紹介しておきましょう。

●ネンネンコロリ
寝たきりで長く生きるということ。
●ピンピンコロリ
病気に苦しむことなく、元気に長生きし、最後は寝込まずにコロリと死ぬこと。

ACPとは、将来の変化に備え、将来の医療およびケアについて、本人を主体に、そのご家族や近しい人、医療・ケアチームが、繰り返し話し合いを行い、本人による意思決定を支援するプロセスのことです。厚生労働省は、ACPを「人生会議」という愛称で呼ぶことを決定し、社会に普及を促していましたよね。話題になったポスターを覚えている方もいるでしょう。

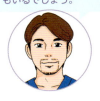

171

フレイルとは

その前に、「フレイル」、聞いたことがあるでしょうか？

フレイルとは、「高齢期に生理的予備能が低下することでストレスに対する脆弱性が亢進し、不健康を引き起こしやすい状態」とされ、イメージとしては**健常と要介護の中間**と考えていただければOKです。

老年医学の分野で使用される「Frailty（フレイルティ）」が語源で、日本語訳では「虚弱」「老衰」「脆弱」などを本来は意味しますが、正しく介入すれば戻るという意味を強調したいという思いから、フレイルを虚弱や老衰などに代わって使用する提言が日本老年医学会からなされました。

フレイルか否かは**表2**の5項目によって評価し、0項目であれば健常、1〜2項目であればプレフレイル、3項目以上をフレイルと判断します[7]。

活気の低下している高齢者を見たら、ぜひ評価してみてください。「歳のせいだろうな」と安易に判断するのではなく、「フレイルかもしれない？！」と疑うことで適切な介入ができることでしょう。

[表2]フレイルの評価

項目	評価基準
体重減少(shrinking)	6か月で、2kg以上の（意図しない）体重減少
筋肉低下(weakness)	握力：男性<28kg、女性<18kg
疲労感(exhaustion)	（ここ2週間）わけもなく疲れたような感じがする
歩行速度低下(slowness)	通常歩行速度<1.0m/秒
身体活動低下(low activity)	①軽い運動・体操をしていますか？ ②定期的な運動・スポーツをしていますか？ 上記の2つのいずれも「週に1回もしていない」と回答

(文献7を参考に作成)

0項目→健常
1〜2項目→プレフレイル
3項目以上→フレイル

筋力に関しては、握力を実際に測定するのもよいですが、ペットボトルのふたが開けられるかを評価するとよいでしょう。開けられなければ筋力低下(weakness)と判断します。歩行速度に関しては、横断歩道を渡りきれるかを確認するとよいでしょう。渡りきれなければ歩行速度低下(slowness)と判断します。

Clinical Frailty Scale（CFS）とは

　健常な状態と要介護の中間がフレイルと前述しましたが、これらを含む虚弱化のスケール、それがCFSです（**p.174表3**）[8]。このCFS、入院患者さんの死亡率や院内心停止後の死亡率など、患者さんの予後と相関することが複数報告されています。代表的なデータを以下に紹介しておきます。

> ● 75歳以上の入院患者の死亡率（CFS 9は除く）[9]
> 　CFS 1〜4：2％、5〜6：5％、7〜8：19％
> ● 院内心停止患者の生存退院率[10]
> 　CFS＞4はゼロ
> ● 院内心停止後に心肺蘇生を受けた65歳以上の患者の死亡率[11]
> 　CFS 1〜3：54.4％、4：66.3％、5：78.4％、6：83.7％、7〜9：84.0％

　入院患者さんを受け持つ際、まずCFSを評価することをオススメします。1〜9のどれに該当するのかを判断することは、それほど難しくありませんよね。慣れれば瞬時に判断できるようになるでしょう。

　そして、**点数が4点以上など高めの場合には、「GO-FAR Score」などによる詳細な評価や、患者さんの意思表示を確認する**くせをもつとよいと思います。

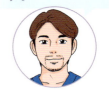

COVID-19の死亡率もCFSと相関していることも報告されています[12]。

私は救急外来でもCFSを意識しながら診療しています。

＊

　今回も孫子の言葉から1つ紹介しておきます[13]。
「舟を同(おな)じゅうして済(わた)るに当たりては、相(あ)い救う」
　同じ船に乗った人々は助け合う、という意味です。急変は皆で協力しなければ適切な介入はできません。たとえ今は犬猿の仲であったとしても、皆の目的は一緒のはず。ピンチをチャンスに変えるため、同じ船に乗って目標を達成させましょう。

[表3] Clinical Frailty Scale（CFS）

①Very Fit	②Fit	③Managing Well
●習慣的に活動し活動性も高い ●エネルギッシュで意欲的	●何らかの疾患による症状が特になく、通常は活動性も高い	●疾患はよく管理されているが、運動は習慣的なウォーキング程度で、それ以上の運動はあまりしない

④Living with Very Mild Frailty	⑤Living with Mild Frailty	⑥Living with Moderate Frailty
●日常生活で他人に頼ることはないが、疾患によりしばしば活動が制限される ●「疲れた」という訴えが多い ●以前は"Vulnerable"と呼ばれていた	●行動の鈍化が進み、IADLのうち難易度の高い動作（金銭管理、交通機関の利用、負担の重い家事、服薬管理）に手助けが必要となる	●屋外のすべての行動、家事に介助が必要 ●階段昇降や入浴には手助けが必要で、着替えも最低限の手伝いが必要なことがある

⑦Living with Severe Frailty	⑧Living with Very Severe Frailty	⑨Terminally Ill
●生活するには誰かの援助が必要となる ●状態は安定しており、半年以内の死亡見込みはない状態	●介護に完全に依存している ●終末期に入っていると感じる ●些細な疾患が致命的になることがある	●終末期 ●予後半年以内であれば明らかにFrailではなくてもこのカテゴリーに含まれる

（文献8を参考に作成）

| Column | The Daughter from California syndrome（カルフォルニアから来た娘症候群） |

　みなさん、このような経験はないでしょうか。患者さんの回復が見込めないと判断し、本人および家族と話し合った結果、穏やかに最期を迎える方針を選択しました（心停止時DNAR）。しかし、その直後に遠方から息子や娘が駆けつけ、「できることはすべてやってください！」と、それまでの方針を覆す要求をしてくる——これがいわゆる**The Daughter from California Syndrome（カリフォルニアから来た娘症候群）**です。

　こうした状況が発生すると、患者ケアに大きな影響が及ぶだけでなく、家族内での対立を招くこともあります。こうした事態を防ぐためには、病状説明や治療方針の決定に際し、あらかじめ誰と話し合い、合意を得るべきかを明確にしておくことが重要です。そのために、家族図を描くことをお勧めします。そして、本項で述べた勧告を理解しておくことも忘れずに。

〈参考文献〉
1．Molloy DW, Clarnette RM, Braun EA, et al. ：Decision making in the incompetent elderly: "The Daughter from California syndrome". *J Am Geriatr Soc* 1991；39（4）：396-399.
PMID：2010590　　DOI：10.1111/j.1532-5415.1991.tb02907.x

〈引用文献〉
1．日本救急医学会ホームページ：医学用語 解説集 DNAR.
https://www.jaam.jp/dictionary/dictionary/word/0308.html
2．西村匡司，丸藤哲：Do Not Attempt Resuscitation（DNAR）指示のあり方についての勧告. 日集中医誌 2017；24（2）：208-209.
3．厚生労働省. 人生の最終段階における医療・ケアの決定プロセスに関するガイドライン（改訂 平成30年3月）.
https://www.mhlw.go.jp/file/04-Houdouhappyou-10802000-Iseikyoku-Shidouka/0000197701.pdf
4．日本集中治療医学会，日本救急医学会，日本循環器学会：救急・集中治療における終末期医療に関するガイドライン〜3学会からの提言〜.
https://www.jsicm.org/pdf/1guidelines1410.pdf
5．日本臨床倫理学会ホームページ：日本版POLST（DNAR指示を含む）作成指針.
https://c-ethics.jp/deliverables/detail02/
6．Ebell MH, Jang W, Shen Y, et al：Development and validation of the Good Outcome Following Attempted Resuscitation (GO-FAR) score to predict neurologically intact survival after in-hospital cardiopulmonary resuscitation. *JAMA Intern Med* 2013；173（20）：1872-1878.
PMID：24018585　　DOI：10.1001/jamainternmed.2013.10037
7．Satake S, Arai H：The revised Japanese version of the Cardiovascular Health Study criteria (revised J-CHS criteria). *Geriatr Gerontol Int* 2020；20（10）：992-993.
PMID：33003255　　DOI：10.1111/ggi.14005
8．Rockwood K, Theou O：Using the Clinical Frailty Scale in Allocating Scarce Health Care Resources. *Can Geriatr J* 2020；23（3）：210-215.
PMID：32904824　　DOI：10.5770/cgj.23.463
9．Hartley P, Adamson J, Cunningham C, et al. ：Clinical frailty and functional trajectories in hospitalized older adults: A retrospective observational study. *Geriatr Gerontol Int* 2017；17（7）：1063-1068.
PMID：27426434　　DOI：10.1111/ggi.12827
10．Ibitoye SE, Rawlinson S, Cavanagh A , et al. ：Frailty status predicts futility of cardiopulmonary resuscitation in older adults. *Age Ageing* 2021；50（1）：147-152.
PMID：32500916　　DOI：10.1093/ageing/afaa104
11．Hu FY, Streiter S, O'Mara L, et al.：Frailty and Survival After In-Hospital Cardiopulmonary Resuscitation. *J Gen Intern Med* 2022；37（14）：3554-3561.
PMID：34981346　　DOI：10.1007/s11606-021-07199-1
12．Pranata R, Henrina J, Lim MA, et al.：Clinical frailty scale and mortality in COVID-19: A systematic review and dose-response meta-analysis. *Arch Gerontol Geriatr* 2021；93：104324.
PMID：33352430　　DOI：10.1016/j.archger.2020.104324
13．島崎晋：眠れなくなるほど面白い 図解孫子の兵法. 日本文芸社，東京，2019.
（上記はすべて2025.1.20アクセス）

第 13 回

急変対応に役立つアンガーマネジメント

アンガーマネジメントは、感情を適切にコントロールし、急変対応をより円滑に進めるために重要なスキルです。ここでは冷静さを保つための具体的な方法をお伝えします。

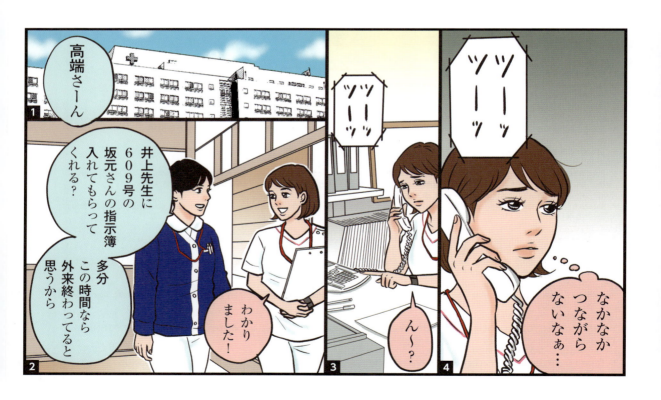

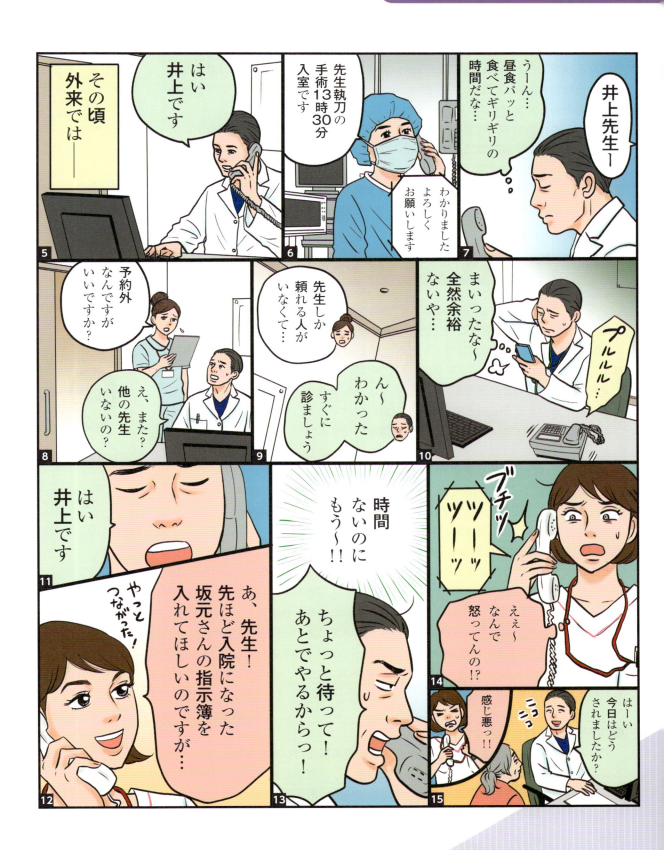

みなさん、病棟や外来などで怒ってしまったことはあるでしょうか。大人になると喧嘩になることは少なくても、ときにはイラッとすることは誰しもありますよね。え？　私は怒ることがないって？！　それはあなたがそう思っているだけで、周囲の人からしたら、「〇〇さん、今日機嫌悪いわね」ってな感じで、怒っていると思われているかもしれませんよ。

ミュージカル観劇中、横で鞄の中をゴソゴソ、あめを取り出しクシャクシャ、イラっとしますよね。携帯電話が鳴った日にはもう……。

怒ること、それ自体は悪いことではありませんが、怒り方を間違えるとその場の雰囲気が悪くなるだけでなく、ときには仕事を失ったり、事故を起こしてしまうこともあります。今回は「アンガーマネジメント」に関して学んでいきましょう。

アンガーマネジメントとは

アンガーマネジメントは"怒らないこと"ではありません。「え？　そうなの？」と、とあるCMのような返答が聞こえてきそうですが、そうなのです。

怒る必要のあることはじょうずに怒り、怒る必要のないことは怒らないようになること」、これがアンガーマネジメントです[1]。

それでは、じょうずに怒るとはどういうことでしょうか。イラッときて怒鳴ってしまった、ムカッときて持っているものを投げつけてしまった、クソッとドアをバタンと閉じてしまった、これはじょうずではないですよね。

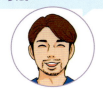

●最近、怒ったことありますか？

みなさん、数日〜1週間以内で怒ったエピソードを思い出してみてください。冒頭の症例のように医師に対してイラッとした、ナースコールが何度も何度も鳴ってイライラしてしまった、研修医のよくわからない指示に……など、いろいろとあると思います。仕事以外でも怒ることはありますよね？！　運転中急に割り込まれた、子どもがまったく言うことをきかない、旦那が家事をしない（おっと耳が痛い……）、待ち合わせの時間に友人がなかなか来ない……たくさんあると思います。

「私、そんなに怒らないので特に」、そんな方もいるかもしれません。しかし、自分自身では怒っていないつもりでも、まわりからはそのように見られていないかもしれません。「〇〇さん、今日機嫌悪い？」「怒ってる？」と声をかけられたことはありませんか？　また、周囲からは怒っているように見えて、敬遠されていることもあるかもしれません。

●自分が何に対して怒っているのか知ろう

アンガーマネジメントを実践するためには、**自身の振る舞いを客観視し、自分がどのようなことに対して怒っているのかを把握する**ことが必要です。みなさんが採血や点滴などの処置を行う際に、ある程度経験を積めば最低限できるようにはなると思いますが、質を高めるためにはうまくいかない理由を理解する必要がありますよね。

2023年、2024年に『ムーラン・ルージュ！ザ・ミュージカル』が帝国劇場他で上演されました。蒼々たるキャストが集結したこの公演では、何よりも舞台セットの壮大さが際立っており、上演中以外での写真撮影が許可されていたため、多くの観客が撮影を楽しんでいました。私も例外ではなく、スマートフォンにはたくさんの写真が保存されています。終演後には写真を撮る方が多かったこともあり、自然と分散退場が実現していましたね。ただし、くれぐれも上演前には携帯電話の電源を切ることを忘れないように。

第 13 回　アンガーマネジメント

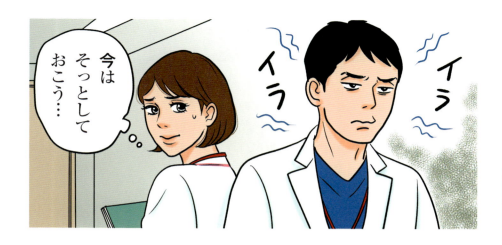

　怒りのエピソードを十分に思い出すことができなかった場合には、
①**たいした怒りではなかった（本来であれば怒る必要のない怒り）**
②**怒りを認識していない（怒りから学んでいない）**
ことが考えられます。
　繰り返しますが、アンガーマネジメントは怒らないことではありません。怒ることが必ずしも悪いことでもありません。「怒る必要のあることはじょうずに怒り、怒る必要のないことは怒らないようになること」、これがアンガーマネジメントでした。本来であれば怒る必要のない怒りを抑え、怒りから学ぶことができればうまく振る舞えそうですよね。

怒るメリット・デメリット

　怒ることのデメリットにはどのようなものがあるでしょうか。急変の現場で怒り狂っている医師っていますよね。そのような場は、たいてい雰囲気悪いですよね。罵声を浴びせられれば機嫌や気分も悪くなり、また恐怖を覚えます。怒ることは体力を使うので、怒っている側も疲れます。
　また、怒りのコントロールがうまくできずに仕事を失うこともあります。おおげさに聞こえるかもしれませんが、衝動的な怒りによって暴力を振るってしまい失職、イライラしてあおり運転をしてしまい逮捕、そんなニュースもときに耳にしますよね。私が愛してやまない漫画『宇宙兄弟』（講談社）でも、主人公の南波六太が上司に頭突きをして会社をクビになるシーンがありますね（第 1 巻「弟ヒビトと兄ムッタ」）。
　それでは、怒るメリットはあるでしょうか。怒ることで本気度が伝わる・印象づける、このような意見がでるでしょうか。確かに、普段怒らない方が怒っていたらインパクトはあり記憶に残りそうです。ストレス発散になる、これはどうでしょうか？　イラッ、ムカッとして衝動的に言い返したり、大声を出すと、その瞬間はスッキリするかもしれませんが、多くの場合その後、「なんであんな言い方しちゃったんだ……」などと"後悔"しますよね。

2002年初演のミュージカル『モーツァルト！』。ヴォルフガング・モーツァルトは、コロレド大司教と対立し、仕事を失い、父親のレオポルト・モーツァルトを悩ませていましたね。それにしてもこのミュージカル、初演から複数回再演されていますが、レオポルト役の市村正親さん、コロレド大司教役の山口祐一郎さんは20年以上同役を演じています。次回はどなたが……楽しみですね。

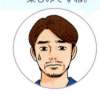

怒りを抑え切れずに、悲しい転帰をたどるミュージカルもたくさんあります。『ロミオ＆ジュリエット』『WEST SIDE STORY』などなど。ミュージカルナンバーはすばらしいモノばかりですが、話の内容は……。

じょうずに怒るとは

　怒る必要のあることはじょうずに怒る、これがポイントでした。それでは"じょうずに怒る"とはどのように怒ることなのでしょうか。その判断基準となるのが、**後悔するか否か**でしょう。衝動的に言うべきではないことを言ってしまってひどく後悔したこと、みなさんもあるのではないでしょうか。赤坂ACTシアターでロングラン中の舞台『ハリー・ポッターと呪いの子』でも、ハリーが息子であるアルバスに言ってはいけないひとことを言ってしまい、その後大変なことに……。

　"誰も傷つけず、怒りを適切に表現する"、これがじょうずな怒り方です。**他人、自分、モノにあたってはいけません。**
　そんなこと言ったって、衝動的にわき立つ怒りを抑えることなんてできない、そう感じる人もいるでしょう。そうなんです。怒りはものすごく強い感情であり、意識しなければじょうずに怒ろうと思っても、その前に行動に出てしまうのです。
　そうならないようにコントロールするためには、どうするべきでしょうか。

怒りは二次感情である

●患者さんやその家族の怒りのもとを考える

　担当の患者さんの家族がナースステーションにやって来ました。「高端さん、ナースコール押しているのになんで来てくれないの(怒)!!」となんだかものすごく怒っています。緊急入院で病棟はバタバタ、ナースコールはほかにも鳴っていて別に無視していたわけではありません。

　さぁ、このような状況でみなさんは落ち着いて対応することができるでしょうか。「こんな忙しいときに……」とイラッとしながら対応していないでしょうか。
　そもそもこの方は"なぜ怒っているのか"、これを考えるようにしましょう。「**怒りは二次感情である**」、これを理解する必要があります。怒りは衝動的にわいてくる強い感情であるがゆえに、"不安""心配""苦しい""つらい"などの一次感情が存在するものの、それらを伝えられずに怒りが出てしまうのです。

　入院中の患者さんは抱えている病気によって、程度の差はあるかもしれませんが、自分の病に不安があるでしょう。また、痛みに苦しんでいるかもしれません。家族や仕事などの心配ごとを抱えている方もいるでしょう。お見舞いに来た家族は、そのような患者さんの姿を見たらつらく、なんとかしてあげたいと心配するのは当然ですよね。そのような状況でナースコールを押してもなかなか来てくれない、隣の患者さんのところには担当の看護師さんが来てくれたのになんでこっちには……となると、一次感情をもととしてイライラがわいてきてしまうわけです。

『ザ・トラベルナース』(テレビ朝日)、みなさんはご覧になりましたか？　岡田将生さんが演じる那須田歩と、中井貴一さんが演じる九鬼静がトラベルナースとして活躍するこのドラマには、看護師のみなさんが共感するであろう"イラッとポイント"が随所に描かれています。静さんの対応は、きっと参考になる場面が多いはずです。そして、このドラマの見どころの1つとして、山崎育三郎さんが病院長役で登場していることも挙げられます。これはもう、観るしかありませんね！

第13回 アンガーマネジメント

●怒っている人の前では、自分も怒ってしまいがち

　感情は伝播します。笑顔で楽しい雰囲気のなかでは、みなさんも自然とニコニコするのと同じように、怒っている方と相対するとどうしてもイライラしてしまいますが、その際、怒りは二次感情であることを思い出し、怒りの根本的な原因を考え対応するようにしましょう。

　プライベートで嫌なことがあった、寝不足である——こんな日は業務に集中できず、普段イラッとしないことでも怒ってしまうことがあると思います。そう、これも体調が芳しくなくつらい、むなしいなどの一次感情が影響しています。

怒りはなぜ生まれるのか？

　人はなんで怒ってしまうのでしょうか？　あらためて問われると、意外と答えに悩んでしまうかもしれません。怒りが生まれるのには、大きく2つの理由があります。

❶怒りは防衛感情である

　身の危険を感じたときに、みなさんも怒ることが多いと思います。採血や点滴をしていたら患者さんが突然手を動かして針刺しをしそうになった、清拭をしていたら殴られた、こんなときは怒りがわいてきます。

　伝え方には注意が必要ですが、**身を守るために怒りをもって対応する**、これが**防衛感情**という役割です。運転中に急に割り込まれ追突しそうになった、こんなときは「危ないだろ！」って怒りが瞬時にこみ上げてきますよね。怒ること自体は決して悪いことではなく、誰もがもち合わせている大切な感情であり、大事な物を守るために備わっている感情なのです。

❷"べき"による怒り

　担当患者さんが38℃の発熱を認めました。あなたはどのように振る舞うでしょうか？　新人ナースの立場に立って選択してみてください。

1．発熱時指示に従って行動する
2．リーダーナースなど上司へ報告後、指示簿を見て対応する
3．まずは担当医へ連絡する
4．その他

　発熱時に、どのようにアセスメントして行動するべきかを問うているわけではありません。それは本書を読んでいる方であればバッチリですよね。発熱の原因検索などアセスメントは行うとして、どのように報告・連絡・相談するべきなのでしょうか。

　新人ナースなのだからまずはリーダーに相談すべき、そのように考える方もいるでしょう。指示簿が入っているのだからまずはそれを確認し対応してから報告すれ

発熱のアセスメントは第8回で解説していますので、確認しておきましょう。

ばよい、そのように考える方もいるかもしれません。また、以前に担当医から発熱を認めたら連絡してほしいと言われていたら、指示簿が入っていたとしてもとりあえず一報するかもしれません。

何が言いたいかというと、**人それぞれが「こういった場合にはこうするべき」という"べき論"をもっていて、その理想と現実のギャップから怒りが生じるのです。**リーダーナースは、「まずはリーダーである私に連絡するべきでしょう（怒）！」と思っているのに対して、「指示簿通りに行動してなにが悪いんですか（指示簿に従うべきでしょう）（怒）！」と新人ナースは思っているかもしれません。

そうです、**自分を怒らせているのは自分なのです。**このそれぞれがもつ"べき"といった考えに対して、思考をコントロールすることが大切なのです。"べき"以外にも、"はず"もそうですね。「〜なときには〇〇するはず」ってやつです。ご注意を。

怒りはコントロールできるのか？

それでは、怒りをコントロールすることはできるのでしょうか？　衝動的にわいた怒りは抑えられないんじゃないか、そう思うかもしれません。しかし、みなさんは日々の職場や家庭でしょっちゅう怒りをコントロールしているはずです。

例えば、冒頭の高端さんは井上先生に対してイラッとしていますが、その後に先輩の千念ナースから、「高端さん、そういえばこの前取ってほしいって言ってたミュージカルのチケット取れたわよ」って言われたら、その瞬間に怒りは吹き飛び、笑顔になりますよね（私はなります）。

また子どもがいる方は、家ではしょっちゅう子どもに対して怒ることはあると思いますが、そこに学校の先生から電話がかかってきたら、声のトーンを変えて落ち着いて、ときには笑顔で対応しているはずです。このように怒りを自然とコントロールしているのです。

イラッとしたら確認する5つのこと

それでは、具体的に怒りがわいてきた際にはどのように対応したらよいのでしょうか。私は**表1**の5つの点をパッと意識しながら対応するようにしています。

[表1]イラッとしたら確認する5つのこと

①その怒りは自身の体調、状況の問題では？
②相手の行動には納得する理由があるのでは？
③その考えは本当に一般的？　あなただけの"べき"では？
④目的を意識して対応している？
⑤自分の怒りポイントを把握している？

> 怒りがこみあげてきたら、衝動的にならずに自問自答しよう

第13回 アンガーマネジメント

❶その怒りは自身の体調、状況の問題では？

　寝不足やプライベートで嫌なことがあった場合には、そうでない場合と比べ、イライラが生じやすいでしょう。回避することができない場合もありますが、気持ちを切り替えて仕事には臨む必要があります。

　また、やむを得ずそのような状況で仕事に臨む場合には、今日は普段と比較して心に余裕がなく、怒りやすいかもしれないから注意しようと、みずから気にかけ、対応するとよいでしょう。

❷相手の行動には納得する理由があるのでは？

　冒頭の高端ナースと井上先生のやりとりを、あらためてみてみましょう。確かに井上先生は高端ナースの電話をブチッと切ってしまっていますが、手術の時間が迫っているなかでの予約外の外来診療中でした。このような状況であることを予想できていたら、電話がぶっきらぼうに切られてしまっても、まぁしかたないかなと理解できますよね（もちろん、井上先生の対応も改善の余地がありますけどね）。

　院外では電話をする機会は少なくなりましたが、院内では多くのやりとりが電話で行われていることでしょう。相手の置かれている状況が見えづらいなかでのコミュニケーションは難しい部分もありますが、**相手の現状を確認した後に内容を伝える**など工夫は必要ですよね。

　怒りは二次感情でした。「なぜ怒っているのか？」、一次感情を意識しながら対応することを心がけましょう。チョット考えるだけでワッとわき上がった痛みのピークは、スーッと下がっていくものですから。

❸その考えは一般的？　あなただけの"べき"では？

　怒りが生じるのは、この"べき"や"はず"が原因でしたね。理想と現実のギャップ、これをいかに減らすことができるのかがポイントでした。若いときには理想が高く、現実を知らないがゆえに怒りが沸く範囲は広いですが、徐々に現実を理解し、許すことが多い（怒ることはまれ）領域を拡げることができるようになると、アンガーマネジメントはしやすくなります。

　図1（**p.184**）を見てください。これは、みなさんのある事柄に対する、怒る・怒らないの境界線を示す図だとしましょう。3つのカテゴリーのなかでポイントは、「許すことが多い（怒ることはまれ）」部分です。ここをいかに大きくできるかが鍵となります。

　この部分を拡げるためには、人生経験も重要ですが、それだけでは何年もの月日がかかります。私は**"想像力"**が大切だと思っています。「〇〇するときにはこうするべき」と凝り固まった考えは捨て、そのように思っていたものの、じつは他の考え方があるのではないか、もしかしたら自分の考えは古く、現在は新たな意見があるのではないか、いろいろ考えてみてください。

　ずーっと同じ場所で勤務していると、ローカルルールが当たり前となってしまい、別の病院や部署から異動になった新たなメンバーと意見がぶつかることもありますよね。

183

[図1] あなたの境界線は？

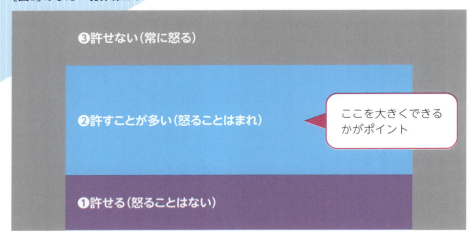

❹目的を意識して対応している？

　救急医である私は主に救急外来で仕事をしていますが、心穏やかに1日過ごしているかというとそうではありません。私だって怒ることはあります。

　治療方針に対して意見が対立することも少なくありませんが、そこで決して見失ってはいけないのが**目的**です。相手の対応によってたとえ怒りが生じたとしても、私たちが達成すべきは患者さんの症状の改善、原因の追及であって、相手に自分の意見を通すことでも、ねじ伏せて恥をかかせることでもありません。怒ってしまい相手の協力を得られなくなれば、その犠牲となるのは患者さんです。これは避けなければなりません。

　明らかに相手が間違っていたとしても、こちらが怒りをあらわに対応していては、事態はよい方向には向かわないため、そのように考える理由に耳を傾け、急がば回れの精神で歩み寄るようにしましょう。患者さんの状態がうまく伝わっていないがゆえの意見かもしれませんし、以前に同様のケースで嫌な経験があるのかもしれませんからね。

●怒りは6秒でおさまるのは本当？

　ところで、"怒りは6秒やり過ごせばおさまる"、そんな話を聞いたことがある人はいませんか。怒りがわいてきたら頭の中で6秒数える、そうすると自然と怒りはだんだんとおさまり……本当でしょうか？！

　この6秒という数値にはあまり根拠はないと思いますが、ポイントは**怒りそうになったら少し時間をとる**ということです。「大丈夫、大丈夫」「落ち着け、落ち着け」などのコーピングマントラ（coping mantra）と呼ばれる自分なりの呪文を唱えるのもありです。

　私は、「なぜ怒ってるんだ？　（自分が）寝不足でちょっと怒りっぽくなっているかな？　この考えは自己中心的な考えだったかな？　もしかして〇〇さん、急な用件などで忙しかったのではないだろうか……」などを考えるようにしています。そうこうしているうちに、あっという間に6秒は経ってしまいます。

第13回 アンガーマネジメント

相手が目の前にいて見るだけでイラッとしてしまう、そんなときは時間だけでなく**距離をとる**とよいでしょう。トイレへ行く、電話がかかってきたふりをして少し席を外す、これで○Kです。

❺自分の怒りポイントを把握している?

みなさんは普段、どのようなときに怒っていますか? 今日はなんだかイライラしていてちょっとしたことで怒ってしまいそうだな、夜勤明けのこの時間帯はどうしても怒りっぽいんだよな……このように**自身で怒りやすい日の体調や状況を把握していれば、衝動的な怒りを抑えることもできるかもしれません。**予防に勝る治療はありませんから、まずは自身の特徴を把握しておきましょう。ここ最近の怒ったエピソードを思い出せなかった方は特に要注意ですよ。

人は忘れる生き物ですから、**「怒っちゃったなぁ」ってときには、スマホのメモ機能でも何でもかまわないので記録しておきましょう。**蓄積していくと特徴がみえてきます。"夜勤明け""○○さんと話をしているとき"などなど。自分が怒りやすい状況が把握できれば、先を見通すことができ、構えて対応できるため、衝動的に怒ってしまう機会は減ると思いますよ。

あなたの職場は「心理的安全性」が担保されていますか?

「心理的安全性」という言葉を耳にしたことはあるでしょうか。ハーバード大学で組織行動学を研究するエイミー・C・エドモンドソン（Amy C.Edmondson）氏が最初に提唱した概念で、「みんなが気兼ねなく意見を述べることができ、自分らしくいられる文化」のことです[2]。Googleアジア・パシフィックの元人財・組織開発責任者のピョートル・フェリクス・グジバチ（Piotr Feliks Grzywacz）氏は、「メンバーがネガティブなプレッシャーを受けずに自分らしくいられる状態」「お互いに高め合える関係を持って、建設的な意見の対立が奨励されること」と定義しています。たとえ相手と意見が異なったとしても、**Agree to disagree（意見が異なるという点において同意する）精神**が大事で、対立を恐れてはいけません。取り繕っても事態の改善にはつながらないため、自分自身の意見をきちんと表明できる環境づくりが大切ということです[3]。

みなさんの職場は、この心理的安全性が担保されているでしょうか? 患者さんに対して思いやりをもって対応しようと努力していても、なかなか評価されず、医師や上司も評価してくれなかったら……これはきついですよね。
心理的安全性が担保されていなければ、不安や疲労に伴うつらさなどの一次感情から怒りがフツフツとわいてきてしまいますから、職場環境を改善させなければ、怒りがボンボン生まれてきてしまうのです。

アンガーマネジメントに役立つ、アサーティブ・コミュニケーション

アサーティブ・コミュニケーションとは、「**お互いの立場や主張を大切にした、自己主張・自己表現**」のことで、1950年代にアメリカで開発されました。アンガーマネジメントはじょうずに怒ることがポイントでしたが、これを実践するためには相手に自分の思いをじょうずに表現すること、そして、相手と意見が対立しても耳を傾け話し合う姿勢をもつことが重要です。

そのためアンガーマネジメントのトレーニングでは、アサーティブ・コミュニケーションのスキルと考え方が取り入れられています。ここでは詳細は述べられませんが、興味をもった方はぜひ自身で学んでみてください。

病棟で日々奮闘している看護師のみなさんは、やりがいを感じながらも多くの不安や不満もあることでしょう。看護師は最もストレスの多い職場と報告するものもあるくらいです[4]。

事態を改善させるためには、思いをグッと胸に秘め、耐え忍ぶのではなく、状況を改善させるべく取り組んでいく必要があります。アンガーマネジメントは攻撃性を低下させ、仕事の満足度を高めます[5]。陰口を叩いたり、SNSに不満をぶちまけるのではなく、ぜひアンガーマネジメントを学び、職場の心理的安全性を勝ち取ってください。

Column　　　**想像力をみがこう**

多くの経験をするとさまざまな立場の人の思いが理解できるようになりますが、時間は有限、またどうしたって経験できないことはありますよね。ってことで、本や映画などから想像力をみがき上げましょう。

私のお勧め、たくさんありますがいくつか紹介しておきましょう。絵本ではヨシタケシンスケさんの作品。漫画は柏木ハルコ著『健康で文化的な最低限の生活』(小学館)、押川剛原作・鈴木マサカズ漫画『子供を殺してくださいという親たち』(新潮社)、鍋倉夫著『路傍のフジイ』(小学館)、此元和津也著『セトウツミ』(秋田書店)などなど。また、町田そのこ著『52ヘルツのクジラたち』(中央公論新社)、夏川草介著『スピノザの診察室』(水鈴社)、ヴィクトール・E・フランクル『夜と霧』(みすず書房)がお勧めです。映画では……もう書き切れないのでまた別の機会にご紹介しますね。

〈引用文献〉
1．日本アンガーマネジメント協会：アンガーマネジメントとは？.
https://www.angermanagement.co.jp/about (2025.1.20アクセス)
2．エイミー・C・エドモンドソン著，野津智子訳：恐れのない組織. 英治出版，東京，2021.
3．ピョートル・フェリクス・グジバチ：心理的安全性 最強の教科書. 東洋経済新報社，東京，2023.
4．Tajvar A, Saraji GN, Ghanbarnejad A, et al. ：Occupational stress and mental health among nurses in a medical intensive care unit of a general hospital in Bandar Abbas in 2013. *Electron Physician* 2015；7 (3)：1108-1113.
PMID：26388976　DOI：10.14661/2015.1108-1113
5．Farahani M, Zare SE：Effectiveness of Cognitive-Behavioral Anger Management Training on Aggression and Job Satisfaction on Nurses Working in Psychiatric Hospital. *Zahedan J Res Med Sci* 2018；20 (2)：e55348.
DOI：10.5812/zjrms.55348.

索引

欧文

A

A-DROP 80
AIUEOTIPS 152
Anthem sign 97

B

basic life support（BLS）.....................49

C

CHADS₂ スコア 139
Cincinnati Prehospital Stroke Scale（CPSS）... 154
Clinical Frailty Scale（CFS）..............173
Clostridioides difficile 感染症 112
CURB-65 80

D

DNAR 165

E

Early Warning Scoring System（EWSS）.......16

F

fine VF 48

G

Glasgow Coma Scale（GCS）...............149
GO-FAR Score 15

H

Hi-Phy-Vi 18

I

Itchy・Wheezy・Dizzy・Queasy 62

J

Japan Coma Scale（JCS）....................149

M

mottling skin 92

N

narrow QRS 143
NEWS 16

P

PEA 47
Pneumonia Severity Index（PSI）........80
pulseless VT 47

Q

quick SOFA（qSOFA）....................26, 83

R

Rapid Response System（RRS）............17
rt-PA 療法 155

S

Shock Index（SI）..................................37
SIRS 108
SpO₂ 78
stroke mimics 39

U

Urinary Tract Infection（UTI）.............111

V

VF 47

W

Wake-up stroke 161
wide QRS 143

187

和文

あ

アサーティブ・コミュニケーション ………… 186
アドレナリン ……………………………… 62
アドレナリン筋注の推奨用量 ……………… 63
アナフィラキシーの症状 …………………… 60
アナフィラキシーの診断基準 ……………… 60
アナフィラキシーの定義 …………………… 59
アンガーマネジメント …………………… 178

い

院内迅速対応システム …………………… 17
院内心停止患者の生存率 …………………… 44
院内心停止の頻度 …………………………… 44
院内発症の発熱時に考える 8 つの原因 ……… 106

お

悪寒の程度と菌血症のリスク ……………… 110

か

カテーテル関連血流感染症 ………………… 112
カルフォルニアから来た娘症候群 ………… 175
感染症患者の転倒 …………………………… 124
完全房室ブロック（Ⅲ度房室ブロック）の
　波形の例 …………………………………… 143

き

偽痛風 …………………………………………… 113
急変対応の 5P ……………………………………… 13
急変前のバイタルサインの変化 ……………… 82
"急変"って何だろう？ ……………………… 10
"急変"の前に認めるバイタルサインの変化 …… 23
胸骨圧迫 ………………………………………… 52
菌血症 …………………………………………… 109

け

軽症頭部外傷患者の確認事項 ……………… 127
経鼻酸素カニューレ ………………………… 77

血液分布異常性ショック ………………………… 96
血栓 …………………………………………… 113

こ

高カリウム血症 ……………………………… 140
高濃度酸素マスク ……………………………… 77
呼吸困難の鑑別疾患 …………………………… 78
国歌斉唱サイン ……………………………… 97
骨折患者の転倒 ……………………………… 124
コロトコフ音 …………………………………… 89

さ

最大心拍数 ……………………………………… 136
最低心拍数 ……………………………………… 137
酸素解離曲線 …………………………………… 72
酸素投与方法と投与量 ……………………… 76

し

死戦期呼吸 ……………………………………… 50
出血量とバイタルサイン ……………………… 36
循環血液量減少性ショック …………………… 95
消化管出血患者の転倒 ………………………… 124
食後低血圧 ……………………………………… 125
触診による血圧測定 …………………………… 89
ショック＋徐脈の原因 ………………………… 37
ショックインデックス ………………………… 37
ショックの際のバイタルサイン ……………… 93
ショックの定義 ……………………………… 90
ショックの 4 分類 …………………………… 94
除脳硬直 ……………………………………… 151
除皮質硬直 …………………………………… 151
徐脈 …………………………………………… 136
心原性ショック ……………………………… 96
心室期外収縮 ………………………………… 136
心室細動 ……………………………………… 47
心静止 ………………………………………… 47
心停止の 4 つの波形 ………………………… 47
心拍数 ………………………………………… 134
心不全と COPD の姿勢の違い ……………… 81
心房細動 ………………………………… 136, 138
心理的安全性 ………………………………… 185

せ

成人の一次救命処置 ･････････････････････ 49
全身性炎症反応症候群 ･･････････････････ 108
せん妄 ････････････････････････････････ 155
せん妄らしい所見 ･････････････････････ 157

そ

早期警告スコア ･･･････････････････････ 16
相対的（比較的）徐脈 ･････････････････ 36
創部感染 ･･･････････････････････････ 112

た

体温測定の部位 ･･･････････････････････ 104

て

低血糖 ････････････････････････････････ 153
デルタ心拍数 20 ルール ･･･････････････ 107
デルタ値 ･･････････････････････････････ 28
転倒の主なリスク因子 ･････････････････ 120
転倒リスクを評価する 3 つの質問 ･･･････ 120

ち

中濃度酸素マスク ･････････････････････ 77

に

尿路感染症 ････････････････････････････ 111

の

脳梗塞 ････････････････････････････････ 157
脳卒中 ････････････････････････････････ 153
脳卒中患者の転倒 ･････････････････････ 125

は

パーキンソン病患者などの転倒 ･････････ 125

肺炎

肺炎 ･･････････････････････････････････ 112
敗血症 ････････････････････････････････ 108
バイタルサインのみるべき 4 つのポイント ･･････ 24
ハイムリック法 ･･･････････････････････ 85
発熱と脈拍の関係 ･････････････････････ 35
パルスオキシメータ ･･･････････････････ 71

ひ

病院内の転倒場所 ･････････････････････ 121
病室内の転倒のきっかけ ･･･････････････ 121
頻脈 ･･････････････････････････････････ 136

ふ

フレイル ･･････････････････････････････ 172

へ

閉塞性ショック ･･･････････････････････ 96
ペースメーカ ･････････････････････････ 139

み

脈拍数 ････････････････････････････････ 134

む

無脈性心室頻拍 ･･･････････････････････ 47
無脈性電気活動 ･･･････････････････････ 47

や

薬剤熱 ････････････････････････････････ 113

よ

用手的正中中間位固定法 ･･･････････････ 123

れ

冷汗をみたら疑う主な疾患 ･････････････ 40

登場人物の名前の由来を紹介しましょう

● 高端風花
高畑充希さんは、ドラマのイメージが強いかもしれませんが、舞台やミュージカルでも実力を発揮しています。舞台では『奇跡の人』、ミュージカルでは『ピーターパン』で8代目ピーターパン、『スウィーニー・トッド』『ウェイトレス』『ミス・サイゴン』のキム役などです。唯月ふうかさんも『ピーターパン』で9代目ピーターパンを演じ、その後、『デスノートTHE MUSICAL』『レ・ミゼラブル』『屋根の上のヴァイオリン弾き』などを演じています。『デスノート』の弥海砂（ミサミサ）役ははまり役でしたね。

● 山咲勇
山崎育三郎さんは、いまやドラマやCMでもおなじみですよね。私が初めて観たのは『レ・ミゼラブル』のマリウス役だったと思います。その後、『モーツァルト！』で井上芳雄さんとともに主役のヴォルフガング・モーツァルト役を演じました。そして、2022年10月に再演された『エリザベート』では、前回まではルキーニ役でしたが、今回からトート役でした。
城田優さんも誰もが知っている俳優だと思います。『スウィーニー・トッド』『ロミオ＆ジュリエット』『ピピン』など多数のミュージカルに出演し、最近では演出も手がけています。『エリザベート』のトートを演じた際には、度肝を抜かれました。一番のはまり役だと思います。縁あって、2010年の観劇時に楽屋でお話させていただきましたが、もうこれは惚れちゃう。

● 千念涼子
私世代の人は、知念里奈さんと聞くと沖縄県出身の歌手というイメージが強いかもしれません。高校生時代「precious・delicious」、何度聴いたことか。最近はミュージカル女優として活躍しています。『ジキル＆ハイド』『レ・ミゼラブル』などなど。レミゼではコゼット、エポニーヌ、ファンテーヌと主要3キャストを演じているなんて驚きですよね。夫はミュージカル界のプリンス、井上芳雄さんです。
野村玲子さんは劇団四季の看板女優で、四季ファンなら知らない人はいないでしょう。『オペラ座の怪人』、初演オリジナルキャストとしてクリスティーヌを演じました（ファントムは市村正親さん）。『李香蘭』も代表作です。『美女と野獣』では堀内敬子さんとともに初代ベル、スゴすぎです。夫は劇団四季の代表、浅利慶太さん（2018年死去）でした。

● 笹元清子
笹本玲奈さんは、私が最も推しているミュージカル女優です。代表作はたくさんありますが、やはり『レ・ミゼラブル』のエポニーヌ役、『ミス・サイゴン』のキム役が素晴らしかったですね。何度観たことか……。その他、『マリー・アントワネット』では初演時はマルグリット・アルノー役でしたが、再演時はマリー・アントワネット役、『ジキル＆ハイド』は初めて参加した際にはエマ・カルー役、その後、ルーシー・ハリス役を演じています。
新妻聖子さんは、笹本玲奈さんと同役を演じることが多く、いつか共演をと誰もが思っていたはずです。初めての共演は2010年、一条ゆかりさんの人気漫画が舞台化された『プライド』。当日明けにシアタークリエで聴いた「Invocation～祈り～」は衝撃的でした。いつかこの2人でミュージカル『エリザベート』のエリザベート（オーストリア皇后）役を演じてほしいと願っています。

● 佐東充夫
シュガーこと佐藤隆紀さんはLEVELVETS（ルヴェルヴェッツ）のメンバーで、2015年以降はミュージカルへも出演しています。『レ・ミゼラブル』のジャン・バルジャンを2019年から演じていますが最高です。『エリザベート』では、2015年からフランツ・ヨーゼフ役を演じています。
吉原光夫さんは劇団四季出身。『ライオンキング』のシンバ、『美女と野獣』のガストン（映画のガストンの吹き替えも）などを演じ、退団後は『レ・ミゼラブル』のジャン・バルジャン、そしてジャベールなど数々のミュージカルに出演しています。『マリー・アントワネット』のオルレアン公もはまり役でしたね。2020年の連続テレビ小説『エール』の岩城新平役、作中で披露された「イヨマンテの夜」に度肝を抜かれた方も多いのでは？！

● 鹿雅政親
鹿賀丈史さんといえば、『レ・ミゼラブル』の初代ジャン・バルジャン、そしてジャベールですよね。私は鹿賀さんのバルジャンが好きで、レミゼは何度も観に行きました。「Bring Him Home（彼を帰して）」はCDで何度聴いたことか……他にも代表作がいくつもありますが、『ジキル＆ハイド』は傑作、「Confrontation～対決～」はゾクゾクします。市村正親さんはやっぱり『ミス・サイゴン』のエンジニアというイメージでしょうか。2022年の夏にも同役を初演から連続して演じ、私も帝国劇場へ観に行きましたが73歳なんて思えないアクティブさ。鹿賀丈史さんと市村正親さんはお2人とも劇団四季出身ですが、退団後なかなか共演の機会がありませんでした。2002年に23年ぶりに三谷幸喜さん脚本・演出の『You Are The Top 今宵の君』で共演予定でしたが、鹿賀丈史さんが急性虫垂炎でなんと初日3日前に降板……これを知って、私も母も祖母もがっくり……しかし、代役を務めた浅野和之さんが素晴らしく、舞台を堪能し世田谷パブリックシアターを後にしたのを覚えています。2010年に行われた『それぞれのコンサート』は、鹿賀丈史さんと市村正親さんが共に互いのコンサートにゲスト出演するというもの。また上演されないかなぁと首を長くして待っています。

著者紹介

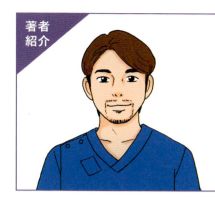

坂本 壮 さかもと・そう
地方独立行政法人 総合病院 国保旭中央病院 救急救命科

2008年順天堂大学医学部卒業。順天堂大学医学部附属練馬病院救急・集中治療科、西伊豆健育会病院内科を経て、2019年4月より現職。救急外来で研修医と共に奮闘中。救急初期対応などに関して、全国の研修医や看護師に向けて「あたりまえのことをあたりまえに」をモットーにレクチャーを行っている(年間50回以上)。座右の銘は「No passion, No Education」。趣味はミュージカル鑑賞、ミュージカル好きな方と盛り上がりたい。好きな漫画は『宇宙兄弟』。著書に、『救急外来 ただいま診断中! 第2版』(中外医学社)など多数。

きゅう へん たい おう　　　じゅ ぎょう
急変対応の授業

2025年3月31日　第1版第1刷発行	執　筆	さかもと　そう 坂本　壮
	発行者	鈴木　由佳子
	発行所	株式会社　照林社
		〒112-0002
		東京都文京区小石川2丁目3-23
		電話　03-3815-4921（編集）
		03-5689-7377（営業）
		https://www.shorinsha.co.jp/
	印刷所	共同印刷株式会社

●本書に掲載された著作物（記事・写真・イラスト等）の翻訳・複写・転載・データベースへの取り込み、および送信に関する許諾権は、照林社が保有します。

●本書の無断複写は、著作権法上の例外を除き禁じられています。本書を複写される場合は、事前に許諾を受けてください。また、本書をスキャンしてPDF化するなどの電子化は、私的使用に限り著作権法上認められていますが、代行業者等の第三者による電子データ化および書籍化は、いかなる場合も認められていません。

●万一、落丁・乱丁などの不良品がございましたら、「制作部」あてにお送りください。送料小社負担にて良品とお取り替えいたします（制作部☎0120-87-1174）。

検印省略（定価はカバーに表示してあります）
ISBN978-4-7965-2640-1
ⒸSou Sakamoto/2025/Printed in Japan